Hermann Simon

Aktivere Krankenbehandlung
in der Irrenanstalt

1929

ヘルマン・ジモン精神科作業療法講義
－心の病気の積極的治療－

監 修

秋元波留夫

訳

栗秋　　要
吉原　　林
長谷川　保

創造出版

監修者序文

　私がこのたびこの作業療法の始祖と言われるヘルマン・ジモン Hermann Simon（1867〜1947）の古典をあらためて世に出したいと思ったのは，わが国の精神病院が依然として，作業療法不在の状況におかれており，「日本の精神病院には非常に多くの分裂病者が入院しており，長期収容による無欲状態に陥っている。厚生省はこの状態を改善するために作業療法，社会療法などのリハビリテーションの推進を図るべきである。日本政府に，精神保健活動が不十分であることに対して真剣に考慮するよう勧告する」（『クラーク報告』1968 年）がそっくりそのままあてはまる現状を打開するのに，ジモンのこの古典が，絶好の道しるべとなり得ると考えたからである。

　ジモンの原著はドイツの専門誌 Allgemeine Zeitschrift fürPsychiatrie. Bd.87, 1927 ; Bd.90, 1929) に発表された 'Aktivere Krankenbehandlung in der Irrenanstalt. 精神病院におけるより積極的な患者治療' であるが，それは彼がドイツ各地の学会での講演をまとめた講義録ともいうべきもので，ひとりドイツのみにとどまらず，ヨーロッパ諸国，アメリカの精神病院にも大きな影響を及ぼした。彼の先輩で当時の世界精神医学のリーダーともいうべきエミール・クレペリン Emil Kraepelin（1856〜1926）が，きわめて的確で理解に富んだ見解を表明しているので，次に引用しておく。

　最近，ジモンによって精神病院で行なわれる作業療法 Arbeitsbehandlung に著しい進歩がもたらされた。彼は臥褥療法 Bettbehandlung が患者の孤立化と硬直化を招くという考えから，できるだけこれを避けるようにした。その代わり，彼は少数の例外を除いてほとんどすべての入院患者に作業を課した。痴呆の進んだ患者でもできるような単純な仕事，たとえば羊毛ほぐし，といった作業を含めて，何かの作業をさせるようにした。「施設ぼけ Anstaltsartefakte」した慢性患者をも，ジモンは硬直状態から脱出させ，

監修者序文

作業患者に加えた。彼らはやがて間もなく作業に協力しはじめた。その一方で，彼は発病初期の患者についてもできるだけ速やかに臥床をやめさせ，何かの作業 ── たとえ軽易なものであっても ── につかせるようにした。作業の導入に精神療法を結合したこともジモンの技法の特徴である。慢性統合失調症患者がその経過中に示す昂奮 ── 一般には，不可避の災いとして看過されるのが常であるが ── は心因性に起こるという考えに基づいて，ジモンはその原因となりうる状況を仔細に究明し，その解決をはかるように努めた。その結果，それまで精神病院の尋常茶飯事であった興奮は急速に激減した。ジモンの主宰するギュータースローの病院では，作業患者のパーセンテージが著しく増すとともに，持続浴や鎮静薬の使用がきわめて稀になった。病院の全貌が全く一新された。ジモンの方法を採用した精神病院，たとえばリンテンハウス，アルトシェルビッツ，ライヘナウでは同様に好結果が得られた。アメリカからも同様な結果が報告されている。ただし，この好成績は，新入院（急性患者）が比較的少なく，主として統合失調症患者を収容している公立精神病院 Heilund Pflegeanstalt に限られるものである。私は懲罰的方法には反対であるし（ジモンは，精神病だからといって，一概に責任を免除するのは，かえって患者の人間性を無視することになると考え，その行為に責任をとらせるべきであり，したがって，懲罰もときには必要だという意見をもっていた－監修者），特に，メランコリーの患者では，抑制が苦痛を伴うかぎり作業を強制すべきではないと考える。急性精神疾患は身体疾患として取り扱うべきである。その場合，臥褥が必要であり，それが患者にとってもっとも快適である。それにもかかわらず，ジモンの方法は，精神病院に入院している統合失調症患者の大部分に作業能力を最大限に発揮させたばかりでなく，彼らに考えうる最大の幸福をもたらしたものだと思う。精神病院では，その指導精神がどうであるかがもっとも大切な事項であることは疑いないが，ジモンはそれを確立したのであり，懲罰のように見える一切の処置を不必要にしたのである」（E. クレペリン「精神医学」第 9 版, 第 1 巻〈精神医学総論〉, 874 ～ 876 頁, 1927）。

　ジモンのことはわが国でも比較的早く紹介された。斎藤玉男が「作業

療法の父ヘルマン・シモン」（雑誌『脳』昭和7年9月号）を書いたのは1932年である．さらに詳しい紹介をしたのは，ジモンから直接その治療法の指導を受けた，当時大阪府立中宮病院院長であった長山泰政である．彼はたまたま欧州留学中，1929年ハンブルグで開かれた精神医学セミナーに参加し，その一科目であった「精神病の最新作業療法」を受講したのであった．その経験および当時の欧州各国精神病院で実施されていた作業療法の実状を報告したものが‘精神病の作業療法——独逸公立精神病院に於ける精神病者の看護並びに保護事業’（『医事公論』，992～999号，昭和6年）である．

長山はジモンから学んだ作業療法を関西で実践に移したのだが，その頃の精神医療の状況について次のように述べている．

　当時は御承知の通り精神病院が警察部保安課の監督下にあって，精神病院は患者の監置・監護が主目的であり，従って患者は閉鎖病棟に追い込まれていた．その中にあって，医者は病室にうずくまる慢性病者に接触して常に息づまる思いがし，せめて新入院患者の慢性化，廃残化を何とかしようと気がはやったものである．そこで，身体律動運動から心的律動や心的活動をとり戻そうと考えて実行に移したり，一般患者を病室外へ，作業患者を院外へと，患者の占有する空間の拡大に努力し，社会との接触をはかって社会復帰に資そうとした（病院精神医学懇話会編『病院精神医学』第6集，1963年）．

　このような困難な状況の中で，ジモンの思想を彷彿とさせる作業療法を彼にさきだって東京府立松沢病院で体系化したのが，加藤普佐次郎（1888～1968）である．彼が神経学雑誌に発表した‘精神病者に対する作業治療ならびに開放治療の精神病院におけるこれが実施の意義および方法’（『神経学雑誌』第25巻，第7号，1925年）は『新作業療法の源流』（秋元波留夫・冨岡詔子編著，三輪書店，1991年第1版第1刷〈2006年第1版第6刷〉）に再録されているが，作業療法のわが国の古典として今日においても作業療法に携わる者の必読の書である．

監修者序文

　彼は「作業療法の治療効果は各患者の有する存余能力（病気により破壊せられざりし能力）の整理および固定にあり」と言い，ジモンと同じ理念を表明しているだけでなく，「不治癒性精神病に対して吾人は義手，義足に対比すべきものを考案せざるべからず」として，作業療法はひとり治療可能な患者だけではなく，「治癒せざるべき患者に対して有力なる保護的処置たるべき価値および意義を有す」と言い，作業療法がすべての精神病者に適用されるべきであることを強調している。これこそ現代の全人的リハビリテーションの理念そのものである。彼がもっとも重視したのは作業療法の精神病院開放化において果たす役割であり，そのためには，精神病院に独立の作業療法部門を設け「専属の従務員」（彼が今日の「作業療法士」を予想していたかどうかはわからないが）を置かなければならない，と提起している。彼の予言が実現したのは40年後の1965年で，この年，「理学療法士・作業療法士法」が制定実施された。いま東京都立松沢病院の構内の庭園にひろがる池と築山は，加藤が患者諸君の先頭に立ってモッコをかつぎ，2年がかりで完成した作業療法の貴重な遺産である。

　私がジモンの原著をはじめて手にしたのは，文部省在外研究員として滞在していたドイツ，フライブルグ大学精神科の薄暗い図書室で，1955年のことである。私がこの論文を読んでまず心打たれたのは，彼が患者を一個の人格をそなえた，自分の同胞ミットメンシェとして見ようとする基本的姿勢であった。彼のいう「より積極的な治療」の実態は全く作業療法そのものであるが，彼の「より積極的な治療」の主張の背景が，彼の「方向転換」Umstellungと呼ぶ精神病者観の革命，すなわち，「病者のうちに病的なもの，欠陥，失ったものだけではなく，なお残っている健康なもの，健全な力，可能性を発見すること」にあることとする彼の信念に心打たれるものがあった。このジモンの原著はそれ以来私の座右の書となっている。

　私はいま，精神病院の現場を離れて，きょうされん（旧共同作業所全国連絡会）の顧問として，地域の共同作業所づくりを手伝っているが，ジモンの精神障害者観の方向転換は精神病院よりも地域の共同作業所のなかに力強く息づいているように私には思えるのである。そして，このジモンの作業療法講義は，精神病院の医師，看護師，作業療法士はもちろんのこ

と，地域の作業所で働く職員にもぜひ読んでもらいたいと思う。

　ジモンの原著は神奈川県小田原市曽我病院医師の栗秋要，吉原林，長谷川保の三君によって邦訳され，『精神病院における積極的治療法』と題して1978年に医学書院から出版されたが，すでに絶版となっている。私はこのたび，この医学書院版の邦訳を原著と照合して改めるべきところは改訳するだけでなく，文章もわかりやすいように改め，章と節，小見出しも読者の便宜のために監修者が挿入した。全面的な改訳といってよい。医学書院版邦訳者の三君はすでに物故され，この改訳，監修について了承をえることができない。なお，訳者の解説はそのまま残すことにしたが，句読点等を入れて多少手を加えた。

医学書院版　訳者解説

　本書はドイツ精神医学雑誌Allgemeine Zeitschrift für Psychiatrieの1927年87巻97〜145頁，1929年90巻69〜121頁，245〜309頁の計3回にわたって作業療法中興の祖と仰がれるヘルマン・ジモン Hermann Simonが発表した3篇の論文の全訳である。この外にはWalter de Gruyter 社により1929年 Berlin と Leipzig で発刊された"Die aktivere Kranken-behand-lung in der Irrenanstalt"（精神病院における強化能動療法）という170頁位の小著があるが，すでに絶版になっており，本書が今日入手しうるジモンの唯一の遺著であろう。彼はひたすら精神病患者の治療に没頭した臨床医家であり，学位論文を書いてから本論文発表までなんらの著作も論文発表もしていなかったのである。1923年のドイツ精神神経学会の席上，当時従来の拘束的治療を排して新たに導入された臨床療法について討論があり，ジモンがこの療法に対し異議をもらしたので，問いつめられ，翌年の学会で発表を約束させられて行なった彼の報告が，本書の骨子をなしたものと思われる。

　当時の他の病院に比べ，彼の病院の治療成果は余りにも卓越しており，世界各国からの見学者が後を断たなくなったのであるが，そこではうつ病の患者も緊張病患者も，妄想にとりつかれた者も，不穏な者も，作業につかせられており，その結果憂慮すべき症状は鎮まり，使用薬物の用量も著しく減ぜられるようになっていたことは本書中に詳しく叙述されている。

　「人生は活動にあり。無為は諸悪，荒廃の根源」というのが彼のモットーで，自から持するに厳なる代わりに他にも厳で，規律を重んじ，卒先垂範，朝は最初に出勤，夜は最後に退所した。家には玄関に家族全員の名札が掛けられており，各自在宅中は表の黒にし，外出時には裏返して赤にしなければならなかった。ある晩息子が慌てて，名札を裏返すのを忘れて外出し，帰宅し戸の隙間から見ると父ジモンが戸口におり，開けてくれというと「伜は家にいるはず」といって開けてくれず隣家に一夜の宿を請わなければならなかったという逸話もある。

ジモンは1867年3月22日Zweibrückenで生れ，その地の高等学校を卒業した後，München, Straßburg, Heidelberg, Berlin の大学で医学を修め，Saargemünd地方精神病院で助手として勤務，1902年Westfalen州立病院に移り，1905年Warstein病院の院長に任命された。本書中に記載のごとく，この病院建設時，労務者が不足したのでジモンは精神病の患者をこれにあてたところ，症状が著明に軽快するのを認めたのが，抑々彼の療法の始まりをなす。1910年にはGüterslohにまた新しい精神病院築造を命ぜられるが，ジモンはその計画から築造，家具，作業道具の形状，大きさまで全部自から指導してこれを完成している。この何でも徹底的にやるという行き方が彼の強化能動療法を成功に導いた所以でもあるのだ。第一次世界大戦のため工事はなかなかはかどらず，1920年開院後も1929年まで増築を続行，1934年定年で院長を辞任するまで営々として診療に献身するが13年後の1947年に80歳でこの世を去っている。

　ジモンの設立したWestfalen州立Gütersloh精神病院は，ドイツの西北部DüsseldorfとHannoverを結ぶ鉄道のほぼ中間に位置し，両市から汽車で1時間半位で達せられるGütersloh駅から自動車でさらに10分位のところにあり，駅では表装紙の意匠中に"Simon Arzt"と銘の入った巻煙草も売っている。

　病院設立の地として与えられたのは乾燥地帯の荒野であったが，広さ50万坪余，そのうち約27万坪が作業療法用地で，今では約200頭の牛や豚が飼われている牧場，自給自足の野菜や穀類の農地，人との接触の難しい自閉症の患者がまず接触を試みる相手にされるアヒルや馴れた鹿の群れ遊ぶ森や緑の公園の中に病棟，工場が20棟くらい点在しているが，訪れる者はまず公園の中のジモンの墓に案内される。事務室のある本館の2階が賓客宿泊所で3階が研究室になっている。

　現在の院長W. j. H. Winkler教授はKretschmerの後任としてTübingen大学教授に転任したW. Schulteの後を受けて1960年に就任，Münster大学教授を兼任している。職員は彼を含めて355名，うち医師17名，医療助手および補助員6名，臨床心理士3名，マッサージ師3名，看護長2名，看護婦139名（うち10数名は韓国人准看護婦），看護士84名，作業指導

員（給食，洗濯係を含む）70名，牧師1名，事務員23名，秘書7名。入院患者（1968年10月現在）男子702名，女子459名計1,161名。1967年度入院患者数1,876名，同退院患者数1,940名である（1968年10月24日より27日まで滞在見学した当院錦織透氏談）。

入院患者に渡される1枚の案内書には，作業療法は精神病治療法中特別の位置を占めるもので，規則的有意の活動に本質的に寄与すること，病棟の医師が貴方の能力に応じた仕事を選定するが貴方の希望は可及的に顧慮すること，作業衣は貸与，貴方の作業意欲の認証として14日毎に少額ながら貴方の通帳に金を払いこみ，そのほかすべての患者に小遣いとして5マルクが与えられること，院内には新教と旧教の両方の教会があること，患者は特別の保護と看護を必要とするので新入院患者病棟では戸に施錠されること，家族の面会は規定された時間に行なわれることが記されている。

無為は諸悪の根源，患者に何かやらせなければというジモンの考えからすれば，機械組立て，農業，畜産，機械等の作業のほか，娯楽，スポーツ，編物刺繍等の手工芸，絵画，音楽，演劇などすべて彼の強化能動療法の一部をなすものと言えよう。また社会復帰に役立つ技術の習得も行なわせるという方向にもこの療法は進められている。

作業療法は現在いくつかの問題を抱えており，その第一は労働と報酬の問題であるが，ジモンの病院では患者の作業意欲を高める意味で少額の金を払っており，軽症患者の好能率より，むしろたとえば緊張病患者が自分の症状に打克ってものにしたわずかばかりの業績を多とするという考えを基にしている。作った物のはけ口が無いというのも問題であるが，Gütersloh では電機会社と提携して電気洗濯機を組立てて，スムーズに流通機構にのせるということも行なっている。

ジモンの時代に比べ，今日では薬物療法が進歩し，精神療法も可及的に応用されるが，作業療法は依然基本的療法をなすものであり，これなしには精神病院の治療は考えられず，これによっていわゆる病院ボケも除かれるものではなかろうか。

終わりに表題の Aktivere Therapie の訳語についてふれておきたい。わが国には積極療法または能動的療法と訳して紹介されているが，前者の

方が多く使われているので，この訳書の書名には前者を用いた．従来紹介されていた療法とは別個の療法という錯覚を起こさせないためである．内容ではしかし，強化能動療法とした方が本来の意味に一層近いのではないかと考えこれをつかった．この1つの単語をもってしても，全く系統を異にするヨーロッパ語の日本語への訳出の困難なことが，如実に感ぜられる．Aktiv はラテン語の activus を語源とするが，この語幹は「行動する」，「する」意味の agere の現在分詞形 actus に由来し，英語の act もこれからきている．すなわち aktiv は運動を特徴とし，活動的，tätig のことである．

　翻って積極とは消極の反対で物事を進んで行なう様子を意味する．積は「集める」こと，極は「もっとも高いところにある木」，「最上」，「きわめる」ことである．能動とは受動の反対で，進んで事を行なうことを意味する．能は本来「黒い獣」「熊」のことであり，転じて今日では「よくする」，「はたらき」の意味に用いている．動は「力をふるう」こと，広く「うごく」ことを意味している．

　以上の意味からすると，積極，能動いずれの訳でもいいようであるが，後者のほうが動の意味が顕著で，aktiv の本来の意味に一層近いように思われる（監修者は「積極的」を用い，本文中もそれに従った）．

　aktiver は aktiv の比較級であるが「より」または「一層」としたのでは成句としてまとまりがないように思われ，あえて「強化」と意訳した．

```
― 訳　者 ―
　　財団法人積善会　曽我病院　栗秋　　要
　　　　　　　　　　　　　　　吉原　　林
　　　　　　　　　　　　　　　長谷川　保
　　　　　　　　　　　　　　　（所属は当時）
```

ヘルマン・ジモン精神科作業療法講義●目　次

監修者序文　　i
医学書院版　訳者解説　　vi

序章　はじめに ── 3

1　臥床療法から作業療法へ ── 5

1　無拘束治療と臥床療法　5
無拘束治療　5　　　臥床療法　6　　　臥床療法批判　8

2　作業療法　11
作業療法のはじまり　11
作業をどうすすめるか　15
従業員の態度　18
作業の種類と作業場　18
作業の意義　20
仕事を教える　22
病状による選択　23
作業の段階　26
組織された作業　30

仕事への配慮　34
作業率について　37
作業による患者の症状の改善　38
うつ状態について　39
うつ状態と患者の抵抗力　41
うつ状態と患者の取り扱い　43
患者をぼんやりさせてはならない　45
農耕作業　48
土木園芸および手工業　48

2　作業環境 ── 51

1　環境の作用　51
病院の病像　52
狂躁病棟の中　53
患者の興奮の連鎖　53
患者同士の虐待　55
患者の災厄　57
個体と環境　60
適応　61
教育と適応　62
直接的経験と間接的経験　64
自己教育　64
訓練と習熟　65
習慣づけ　67

教育の目的　68
エネルギーの放出　69
攻撃に対する反攻　71
論理の一貫性　72
素因と環境　73
適応と習慣の器質的基礎　75
神経要素の障害　76
患者の論理　77
神経要素の傷害による刺激症状　78
しつけの重要性　79
交互作用と自己制御　81

x

2 環境の整備　83

環境形成　83
環境の処置　84
素因と環境　85
　　患者の行動は病気そのものの
　　ためではない　88
矯正相互作用の放棄　89
感情的爆発を避けること　90
爆発しやすい患者の取り扱い　91
性的欲求　93
病棟の混乱は予防が第一　94
整った環境が精神療法の基本条件である　96

老人患者の例　97
悪い習慣を止めさせる　99
隔離の問題　100
短時間の隔離の実施　102
　　1カ月の隔離数　103
　　隔離した患者の内訳　103
医師の課題　104
隔離と薬物療法　105
鎮静剤連用の危険　107
看護者による与薬　107
　　当院での薬物使用量　107

3 考察と結論 ───── 111

1 考　察　111

患者を仕事につかせる　111
ベッド治療　112
安静は相対的である　113
精神病質者により起こされる攻撃　114
　　患者の脅かし　115
非社会的行為と医師の態度　116
　　不必要な刺激を避ける　117
非社会的攻撃に対する防御戦略　117
説諭，訓戒は失敗する　118
強制措置　119
拘束具　120
ヒステリーへの対処　120
心因性要素　121
拒絶症　122
患者に気づかせずにやる　123
患者の行為を無視する　124
活性の障害　124
思考の障害　126
　　手紙を書かせること　127
妄想　128
妄想の形成　129
パラノイア　130
環境としての病棟　131
患者自身による向上　132
向上させること　133

患者との対話　135
社会の秩序に従う　137
自由治療　139
庭内散歩と外部との交信　140
　　病棟の苦情　141
防止的環境療法　141
精神的糧としての読書　142
患者の弱みをいたわる　142
黄金の橋　143
医師は勇気をもってやること　144
人間らしさの発展　145
　　他の病院から来た患者の例　146
活気のある老人患者　147
臥床の犯罪性　148
器質的化学的基礎による症状への効果　149
　　1年間の事故　150
病像の構成要素　152
非社会的な性状は脳疾患の現われではない　152
目標は退院である　153
　　病院作業と家庭看護　154
病院業務と院内作業　155
経費の節減　156

2 結　論　*157*

　　私の回顧　*157*
　　私の発言と討論　*158*
　　考えの正しさ　*159*
　　チューリヒ Zürich 学派　*160*
　　強化積極療法の価値　*161*

　　精神療法の困難性　*163*
　　精神療法に大切なのは人である　*163*
　　病院長の責務　*164*
　　看護者の人となり　*166*
　　結び　*167*

索　引　*169*

監修者紹介　*174*

ヘルマン・ジモン
精神科作業療法講義

心の病気の積極的治療

序章　はじめに

　この論文は，主として著者がこれまでいろいろな講演（イエナのドイツ精神病院長会議，1923年，インスブルックのドイツ精神医学会，1924年，ハノーバーのニーダーザクセンおよびウエストファーレン精神科医師会集会，1926年，アムステルダムのオランダ精神神経学会，1927年）で述べた考えをまとめたものである。これらの講演に続いたさまざまな討論も考慮した。しかし，一論文の限られた枠内で，関連するすべての問題をあますところなく取りあげることは全く不可能である。その多くは近年の病院治療の進歩によって，今日の読者には時代遅れのように見えるかもしれない。それにもかかわらず，私はあえて初期の講演の当初の主張を堅持することにした。そのわけは，これらの講演がなお上梓されておらず，しかも，それらがさまざまな改革の刺激となっているからである。

　すでに表題の表現が示すように，この論文は精神病の治療に全く新しい道を拓くことを意図したものではない。「積極的 aktiv」治療はすべての医師が，多少とも実行している。なぜなら，本当の治療はすべて積極的，すなわち，行動すること Handeln であるからである。単なる待機は治療ではない。私は「積極的 aktiv」の比較級「より積極的 aktiver」を強調する。そして，病院診療の経験に基づいて，よく知られている，昔ながらの治療法も，これをはっきりした目的をもって用いるならば，これまで一般に考えられていたよりもはるかに大きな成果をあげることができることを示そうと思う。

　ある目的を達成しようとするとき，私たちは，しばしば過去を振り返り，これまで正しい道を歩んできたかどうか，そしてとくに，選んだ正しい道から多少とも逸脱することがなかったかが検証されなければならない。これまでの150年間の精神病者処遇の歴史をちょっと一瞥[1]しただけでも，この処遇は，長い年月を通じて，主として患者の中の非社会的な者たちに

序章　はじめに

向けられ，もっぱら厳重な拘禁と予防処置を旨として，患者が他人に傷害を与えないようにすることにあったことがわかる。患者の身体的健康も多少は配慮されたが，それよりも，厳重に監禁することのほうが優先された。それが十分でないと，一層厳しい強制処置がとられたが，そのいきさつはクレペリン Kraepelin によって教訓的に書かれている。フランス人ピネル Pinel によって，19世紀初頭（実際には18世紀末葉－監修者）創始された開放治療への転換は，近隣諸国でも先見の明のある精神科医ライル Reil，ヤコビ Jacobi らによって取りあげられたが，はじめは比較的小範囲の患者に適用されただけであった。

1）詳細は Kraepelin "100 Jahre Psychiatrie", Berlin 1918 および Paetz "Die Kolonisierung des Geisteskranken……", Berlin, Springer, 1893 参照。

1 臥床療法から作業療法へ

1 無拘束治療と臥床療法

＜無拘束治療＞

　19世紀中葉，イギリスでまず提唱された「無拘束 no restraint」を合言葉として，すべての拘束具を精神病院から追放する努力が行なわれ，それに代えて患者は，症状の不穏な者にもできるだけ運動の自由が与えられるようになり，さらに広範囲，かつ徹底的な変化が始まった。病院の扉にしても，これを施錠してはいけない（開放制 open-door system），患者を厳しく管理することはできるだけ避けて，ただ患者がまわりにあまり大きな危害をおよぼさないように気をつけるということになった。
　きわめつきの原則は，病院が患者にとって「快適」であり，各自の好みや希望に応じて暮らすべきであるというものだった。たしかにこの新しい治療原則は，以前のやり方に比べて大きな進歩であった。しかし，治療上しばしば見られるように，それ自体はすぐれた考えを，その創始者の本来の意図以上に拡大して，融通のきかない原理，モットーともいうべきものにしてしまった。その結果，多くの病院は病棟や散歩園に囲いをすることを極力避け，病院構内の真ん中ににぎやかな公道を通すことをきわめてモダンと見なし，個々の患者とそのまわりの者になにが起ころうとおかまいなしに，どんなに不穏な患者であろうと，強制や監禁はごく短時間でも一切やらないという事態に立ち至った。
　患者の運動の自由と行動の放任は「愚か者の解放 Narrenfreiheit」に

堕することが多かった。これは全ての人間にも言えることだが，精神病者が社会の秩序に順応するのにきわめて重要な，彼らの態度に対する周囲の当然の反応という因子がほとんど機能しない状態になり，そのことは患者自身はもちろん，周囲の者にとっても大きな不利益であった。

　すべての病院，すべての管理機構がこのような融通の利かない，かたくなな「無拘束システム no restraint system」を採用したわけではないが，隔離，拘束処置は多くの施設で制限された。長期にわたる隔離については有害であることが，やがてだんだんとわかってきたが，それでも隔離の可能性は保持され，少なめに，かつ慎重に実施された。この賢明な制限は，50年前に治療に導入された「臥床療法 Bettbehandlung」により容易になった。この臥床療法はさらに大きな1つの進歩を意味し，とくに重症患者の持続看視がそれにつけ加えられて，ますます普及した。これに続いて，臥床療法の重要な補助として持続浴が出現した。

＜臥床療法＞

　しかしここでもまた，それ自体は良法であるものがかたくななシステムと化し，しばらくの間，多くの病院は臥床療法の患者への施行率を競って高くして発表した。在院患者の60％，ないしそれ以上を常時臥床させその成果を誇ったが，それは臥床療法の創始者や初期の同調者が意図したところでは全くなかった。臥床療法の提唱者として功労の大きいナイサー Cl. Neißer でさえ，すでにその最初の論文で，この療法はどんな患者にも適しているわけではなく，またあまり長期間にわたるべきでなく，適当な時期に目的のある作業療法に転換すべきであることを強調している。

　患者におよぼす影響のよく調整された，あまり長期にわたらない臥床療法と持続浴療法は，今日でもなお重症患者治療のよい補助手段であるが，長い年月におよぶ全面的な臥床は有害無益であり，このことはとくに新入院の患者によくあてはまることを教えている。

　不穏患者の看視室と，それに関連した持続浴でどんなことが行なわれているか，一度思い浮かべてみるがよい。なるべく気づかれないように，

日常の回診よりも長く，半日くらいそこにいると正しい印象が得られるだろう。私は何年も前，ある大病院を訪ねたときに目にした光景を忘れることができない。そこは大都市に近いために興奮患者が多く，彼らは当然のこととして，それにふさわしい看視病棟に集められていた。隔離は厳禁であった。私が案内の医師とともに不穏な女子のための看視病棟に近づくと，大きな騒音，高笑い，きいきい声，叫び声が聞えてきた。看視室（臥床療法専用）に入ると，部屋中が吹雪と新雪の冬景色といった光景が目に入った。大勢の若い興奮患者が枕投げ合戦の最中で，羽根枕が破れ，ほどけてこの有様である。それ以上のすさまじい光景，かしましい叫び声はご想像におまかせする。

　合戦は叫び声，高笑い，激しい跳ねまわり ── 全患者が肌着姿であった ── の伴奏入りであった。他の患者はベッドの上から，あるものは合戦を応援し，他のものはうるさいと文句を言い，吠え，叫び，ののしり，看護師は全く無力で茫然と立ちすくんでいた。すぐ横で浴槽での持続浴が行なわれていたが，ここでも合戦はたけなわ，こちらは海戦というわけで，水を掛けあい大変などよめきである。看護師は長いゴム外套にゴム帽をかぶり，そのただ中に茫然と立ちつくしていた。すべてが嫌悪ばかりをもよおす性質のものではなく，かえってある程度愉快な光景であり，私がまだ未成年者だったら，自分もこの愉快な戯れに参加したいと思ったであろう。これほど愉快でなく，ずっとひどい嫌らしい光景が，私たちの新入院病棟，躁暴性，非社会性患者の病棟でもよく見られる。始終爆発寸前の状態にあり，たえずつぎつぎと怒号，咆哮，喧嘩が繰り返され，同室者に安息の暇を与えない。

　これらの外部的原因によるだけでも，医師の施す「臥床安静」は多くの患者にとって全く安静ではない。それに加えて，内からの病気そのものに内在する原因も，しばしば真の「安静」をもたらさない。まさに安静をもっとも必要とする患者，精神運動性興奮，錯乱，または危惧，不安の強い患者にとって，「臥床療法」はしばしば，不安と危惧でベッドから逃げ出そうとする患者と，患者をベッドに止めようとする看護者との間の不断の闘いに過ぎなくなる。

第1章　臥床療法から作業療法へ

　この絶え間のない肉体的闘いが患者の不安，危惧を常にたかめるものであることは，私たちが繰り返し経験するところである。看護師はついにあきらめ，患者は肌着だけ，または肌着もつけずベッドの傍やドア，窓の近くに立ったり，ベッドの下に入り込んだり，病室内を騒々しく走りまわったりする。たとえ身体の安静が得られたにしても，心の安静は得られず，ベッドの上でも心は働き続け，心の働きが正道からそれて病的な方向に進み，狂った考えを形成固定するようになるか，とくに若い統合失調症患者や知的障害者では，好色的空想が精神全体を支配するといった大きな危険がもたらされる。また，狂った衝動，行動が，臥床療法を行なった統合失調症患者，躁病，知的障害者でよく見られ，よく看視していても，シーツを破ったり，性器をもてあそんだり，ときには布団の下で糞便を塗りたくっていたりする。さらに長期間臥床は，個室隔離と全く同様に，精神的孤立の悲惨な結果を招き，患者は世間とのあらゆる精神的連繋を失い，一層険悪となるのである。

＜臥床療法批判＞

　拒絶症は，持続的臥床を行なった場合，私たちがしばしば遭遇するように，もっとも好ましくない難治の形をとりがちである。そればかりではない。長く続く臥床は，必然的に精神的活動能力の低下，ついには鈍麻，喪失，精神荒廃をももたらす。精神が健康な者においてさえ，たとえば脚の骨折など全身の衰弱をきたさない局所的外科疾患でも，数週間ベッドに寝たままでいると，疾患部位は別として身体的にも精神的にもがたがきて，以前よりも能力が衰え，何日か訓練してはじめてもとの活動性や能力が回復するのである。

　しかし普通，精神の健康な人は，臥床安静時であろうともなんらかの精神活動（読書，会話など）を欠かさない。全く無活動の臥床を想像してみてほしい。それを何カ月，何年，何十年と続けたとしたらどうであろうか。たとえ正常な人であっても，きっと，鈍く，愚かになるにちがいない。脳の長期にわたる病気のために，活動力と抵抗力の低下した精神病患者で

はなおさらであろう。そして，最後に残っていた活力の消失とともに非社会的行動もおさまり，やがて静寂が訪れる。しかしそれは，墓場の静寂である。騒がしい臥床療法室が周囲の出来事に対する感受性のなお残っている者にとって地獄であるとすれば，静かな看視室は慢性患者にとって亡霊の墓場であり，抜け殻のような身体だけの存在は，もはや生命とは呼び得ないものである。

　精神病院の医師は誰でも，臥床療法室では，多くの患者がいつも毛布を頭の上までかぶり，昼も夜もじっと横たわり，接触しようとしてもかたくなに拒否することを経験している。ごく初歩的な生理学の知識に照らしても，このように毛布の下に閉じ込められた呼吸気の持続的再呼吸が，ガス交換，ひいては身体の代謝全体に悪影響をおよぼすことは明らかである。正常な条件にできるだけ合致した十分な物質代謝は，すべての病気の場合と同様，精神病の基底にある脳の病気のあらゆる治療の基本となるべきものである。

　体系にまで高められた臥床療法のさらなる災厄，おそらく最悪の災厄は，そのかたよった高い評価（今日でもよく行なわれる[1]）のために，病気の影響を防ぐ適時の積極的処遇を講ずることがさまたげられることであると私は考える。このことはとくに発病初期の患者に当てはまる。疑いもなく，臥床療法 ── ナイサーたちが意図したものではなく，多くの病院で実際に行なわれているもの ── は，すべての基準化された治療法と同様に，医師や従業員にとって非常に楽な処置である。すべての新入院患者が，その病気の種類やそれまでの経過を顧慮することなしに，画一的原則的に数週～数カ月ベッドに寝かせられ，就床が精神病の経過中に発現する種々さまざまな面倒，騒動，非社会的傾向，摂食拒否などに対する絶対的治療とされていれば，治療についての医師の考慮は全く簡単になり，他の職員の仕事も同様となる。臥床療法が一見顕著な成果を収めたように見えるとき，たとえばそれまで興奮してまわりを困らせていた患者がこの療法で鎮静したとき，患者は永続的就床の危険にさらされることになる。それは「ベッド

---

[1] 1924 年記載（インスブルック講演）。

の外より，ベッドに寝かせておくほうがうまくいく」とされるためであり，また，一度これを試みると，持続的就床に慣れてしまった患者を再びそれ以外の生活習慣に切り換えることが実際上しばしば困難になるからである。

　私は，諸悪の根源が無為にあることをとくに詳しく述べたい。無為はすべての悪習 —— 患者の場合，私たちはこれを「非社会的傾向」と呼ぶ —— のみならず，なおまた，鈍麻の始まりでもある。

　人生は活動である。それは身体，精神のいずれにも当てはまる。使われない活力は衰え，消滅する。身体，精神の活力は活動によってのみ保持され，すべての仕事の根源となる。活動の欠如は，多くの精神病でのまだ残存する活動性，発病初期の活動の高まりを誤った方向に導き，衒奇症，常同症，悪ふざけ，収集，無目的の駆けまわり，周囲への嫌がらせを結果として導くのである。ある熟練の精神科医はこれを次のように表現している。「人間はなにもしないではおられない —— 役に立つことをしなければ，役に立たないことをする」。この言葉に，私たちは「少なくとも，役に立たぬこと，よからぬことを考える」と付け加えることができる。目的のある効果的な活動は，満足感とともに内的および外的安静をもたらすが，ただぶらぶらしていれば，不機嫌，怒りっぽさ，いらいらを生じ，ひいては周囲のものとの衝突，口喧嘩，罵言雑言，ついには取っ組みあいまでが起きるようになる。

　こんな具合に，無為の患者が大勢一緒になると，以前の私たちの「狂騒病棟」のような恐るべき環境が醸成されるのであるが，これについては後でまた述べることにしよう。

2　作業療法

＜作業療法のはじまり＞

　まだ進行途上の多くの精神病では，心因性（二次性）作用が加わって，既述の悪い影響の下で，必要以上に好ましくない方向に進行する危険がある。この進行を後から後退させるよりは，はじめに防いだほうが，はるかに容易である。精神病の積極療法は開始が早ければ早いほど，効果の望みが大きい。

　すべての治療の理想は病気を生ずる有害物を除くことにある。大部分の精神病の器質的基底は中枢神経の中毒性障害であり，その根源は身体のいずれかの部位の，今日なお明らかでない代謝障害にあると考えられる。残念なことに，これらの器質的脳障害には，その直接の影響とともに，2, 3 有望な手がかりはあるけれども，まだ有効な治療の手立てはほとんどない。したがって，さしあたり私たちのやるべきことは，病気そのものに由来するもの以上に精神症状を悪化させないこと，さらに進んで，可能なかぎり，個々の患者が一般の人たちに交じって，社会生活を営み，仕事をすることができるようにすることである。これらの対症療法は主として精神症状に向けられるから，当然それは精神療法でなければならない。そのもっとも重要な補助手段，すなわち作業と教育は，とっくの昔から精神病院の医者の技能だったのだ。ここ 20 年の私たちの経験で，私はこのやりかたで，今日一般に考えられている以上にすぐれた効果が得られることを確信する。

　精神病者の規則正しい活動には強力な治療因子が内在することは，ペーツ Paetz とクレペリン Kraepelin[1] の歴史的回顧からも明らかであるように，ずっと以前から精神病院の医師にとって周知の事実であった。その本には，100 年以上前，サラゴッサ Saragossa 病院の記述で述べられているピネル Pinel の次の言葉が載っている。

1）1924 年記載（インスブルック講演）。

第1章　臥床療法から作業療法へ

　「この病院での不断の経験が教えているのは，患者に農作業をさせることが正気を取り戻す，もっとも確実で，もっとも有効な方法であるということ，そして，機械的仕事を考えるだけでも軽侮し，傲然として拒否する貴族たち身分の高い者は，彼らの迷妄と錯乱の恒久化なる悲しむべき特権に甘んじなければならないということである」。

　今，現代の作業療法の成立ちを語ろうとするとき，今は亡きピネルの，この古い昔の識見につけ加えることはなにもない。ピネル以来，精神病院の医師たちによって，作業療法の重要性は再三再四強調されてきており，前世紀には，これを用いて多少なりとも効果をあげ得なかった病院など存在しなかった。この点でまず手本になったのがイギリスの精神病院で，ある病院では，すでに50年も前に患者の85％が農作業に従事し，この方法により「不治の狂人や知的障害者を正常に近い，そして癲狂院での治療を必要としない状態に変えることができる」[1] ことを報告している。ドイツでは，これらの経験に基づいて，1876年，ケッペ Koeppe を長として，この効果的な患者作業を大規模に実行することを明確な目的としたアルトシェルビッツ Altscherbitz 病院が建設された。この病院がドイツのみならず，広く精神病治療の模範となったことは，よく知られているとおりである[2]。

　残念なことに，2，30年前の頃と違って，この重要な治療面についての最近の病院報告はまことにバラバラで，統一的見解が欠如したものとなっている。1923年以前に出された報告に関するかぎり，作業率は平均で在院患者の50〜60％を上下しているが，個々の病院についてみると，ずっと高く80％以上にもおよぶものがある一方でかなり多くの病院は50％以下（一部はずっとこれ以下）に止っていた[3]。この作業度の不均等の原因の一部は，計算のしかたが異なることにもよるだろう。しかし疑問の余地のないことは，一般に認められ，疑うべくもないこの作業療法の大

1）1924年記載（インスブルック講演）。
2）S. Schmidt，本誌79巻, 40頁。この巻には他の作業療法およびアルトシェルビッツについての論文がある。
3）とくに上述の Schmidt 論文参照。

きな恵みが，なお大部分の患者たち，すなわち，いまなおベッドに横たわり精神の荒廃に向かってまどろむ患者たち，ベンチや床上でなにもしないでごろごろして過ごす患者たちのうえにほどこされていないという事実である。このような患者たちの福祉のために，私はできるだけの援助をしたいのである。それには，患者たちをベッドから引きずりだすことが最善の策では決してなく，衒奇，常同，悪習，やっかい，不潔な傾向をひき起こしてくる無為と徘徊を駆逐することが有効である。

　ここで，私たち自身の経験について述べることにしよう。1905年，私たちがワールシュタイン Warstein 病院の設計をはじめていたとき，まだ大部分の患者が臥床療法を受けるものとして計算し，それに適した看視室や持続浴室（入院患者の約15％をめざし）を考慮していた。患者数ははじめわずかしかなかったが，まだ建設中の病院で，独力で広大な土地管理のほか，種々の土地づくり，公園，道の造成を行なうために，病棟でぼんやり座ったり，寝たりしている患者をつぎつぎに協力させざるを得なくなった。だんだん大胆になり，相当おぼつかない不穏な患者も動員するようになったのだが，その結果，病院の全体の様子が一変して，目立ってよくなったのは驚きであった。

　患者は以前よりずっと穏やかでおとなしくなり，見慣れた嫌な様子が徐々に消えていった。作業をさせれば当然行動の自由がずっと増えるのであるが，不穏な患者にいろいろな道具を持たせたら，乱暴や事故がつぎつぎに起こりはしないかという懸念は全く無用なことが明らかとなった。患者たちのそれまでの警戒を要する性質，ことに怒りっぽさ，暴力への傾向が著明に減少し，多くの患者において全く消失してしまった。また，それまではいつもやかましく，拒否的でとりつきようもなかった患者が親しく接触するようになり，以前はのろのろとしていた患者が敏活になり，それとともに全体の作業能率も高まった。

　1914年，私がワールシュタインを去るまでに，患者の9～10％が漸次規則的に作業するようになり，病院の中は全く穏やかになっていた。たとえば1910年に訪れたある外国の精神科医は，当時患者数が10名以上に達していた本病院のもっとも重症の病棟を2時間にわたりまわった後，「サ

ナトリウム」を見た後でまたこの「精神病院」を見てみたいこと，とても2時間も精神病院を訪れていたとは思えないという感想を述べた。

　1914年秋に予定されていたギュータースロー新病院の開院が，戦争のため遅延した。飢餓の年（1917〜1919）はわが州立病院の患者数は4分の1ぐらいに減少し，1920年にはわずかな患者（約120名）しかいなかったのに，15年前のワールシュタインの場合と同じくらいやるべき多くの作業があった。患者が少なくなったので前以上に自分で患者の面倒がみられたため，男子はほとんど例外なしに，女子はごくわずかな例外を別として，すべて連続作業をさせ，ワールシュタインと同様のよい成績をあげ，患者を穏やかに新鮮明朗にすることができた。その間に患者数は再び800名近くに増したが，高度の作業率と患者へのよい効果は，今日にいたるまで保たれている。

　患者は一般に作業を嫌がることがほとんどない。ひとたび皆がなにかをしているのが病棟および病院全体で習慣となると，新たに入ってきた者もある程度正気があればすぐに病院の意図に従い，参加してくる。わが国民の大半のものにとっては，流布された弱々しい失楽園の空想（楽園＝気楽な暮し，お返しをする必要のない生の享受）にもかかわらず，真面目な規則正しい活動をすることは，小さいときから慣らされ身になじんだことであり，また欲求でもある。それゆえ（身体的または精神的方面で特別反対するべき理由がないかぎり）新しく収容した患者も，患者の病歴，現在の状態を検査した後，はじめはもちろん観察病棟で注意しながら仕事を受け持たせ，終始医師の監督下で作業させる。この仕事に参加させることが，たとえ控えめの仕事であっても患者の病院生活への移行を容易にすることは，私のしばしば感じたところである。少なくともいくぶんかは正気な患者に，精神病院に収容されているという心を痛める意識から気をそらせるのに役立つ。

　比較的稀にではあるが，とくに青年の統合失調症，および知的障害者が唱えてくる異議は，ここに来ているのは「保養」のためであり，働く必要はないとか，報酬なしには働かないとかいうことである。そんなことがあったら，仕事は患者の仕事の能力維持のためになり，患者自身のためで

あることを患者に具体的によく説明する。彼らははじめのうちは無理だとしても，やがて必ず仕事に順応するようになる。それには退屈も一役を買い，なにもしないでいる者は，皆が熱心に仕事をしている病院では話相手が見つからないのである。

＜作業をどうすすめるか＞

しばしばかなりの難関となるのは疾患の基本症状そのもので，強い興奮不穏，精神朦朧，錯乱，昏迷，とくに緊張性拒絶症である。しかし，詳細は省くが，私たちの経験から言えることは，身体的疾患，虚弱は別として，症状によって仕事をさせる試みを止める必要はないということである。やり方は一人ひとり非常に異なり，また，このような患者はしばしば積極的な接触が難しいため，医師には我慢強さ，根気が求められるとともに，看護師の老練，巧みなコツが必要である。根気よく，何回もやり直して成功するまでには，数週から数カ月かかることがしばしばである。たくさんの古くからの患者が，今は規則的に作業に従事しているが，それになじむまでには多くの歳月を要した。暴力を使ったり，粗雑なふるまいや処罰を思わせるような対処のしかたはこの場合全く役に立たず（たとえば拒絶性緊張病の場合），抵抗を強めるだけである。難しい場合には，はじめは患者となんとか接触できるように努め，次にちょっとした手伝いをさせ，それを何回も繰り返して，ついに習慣になるようにする。自閉的な患者には，患者に気づかれないように，その心の中に忍び込まなければならない。病院で遭遇するもっとも重症の患者，ひどく興奮，混乱した「狂暴患者」が，たとえささやかな仕事でも，ひとたびそれがうまくいくと見違えるほどに落ち着き，安静となるのに驚かされる。

教養があり，経済的に余裕のある階級の患者についても，彼らの精神的欲求，教育，生活習慣などをできるだけ顧慮して行なうかぎり，作業療法の実行は格別困難ではない。しかし，この個別的配慮は決して教養のある者，「上流階級」の者にだけ必要というわけではなく，すべての患者に対するあらゆる精神療法の基本となるべきものである。事実有名な私立病

院の多くが，数十年来自費患者に作業を行なわせて好成績を収めている。その一方で，「普通患者」と異なって，働く必要のないことを「自費患者」の特典としている一群の公立病院があることも事実である。これらの公立病院での自費患者病棟がもっとも著しい精神的退廃，荒廃の場所と化していたこと，それはいまでも痛ましい記憶として残っている。ここで，私は前述のピネルの言葉を思い出さないわけにはいかない。

　しかし，正しい作業療法を妨害するものがなにに由来するにせよ，それは克服不可能ではない。くじけずにやる努力と持続的な働きかけがよい結果をもたらす。治療作業と治療教育は不可分であり，互いに補いあい，助けあうものであることが明らかに示されており，作業とは教育の一部にほかならないとさえいえる。結局，すべての精神療法は，患者にきちんとした有用な行ないをする意志と力を再び獲得させるための，患者の教育以外のなにものでもない。

　作業を行なわせるための強制手段は私たちは全く用いず，またその必要もない。私たちは仕事をしないと患者を隔離したり，食事をやらなかったりすると陰口をたたかれたが，そんな見えすいた脅かしがうまくいくはずはない。

　短期間の隔離についてはあとでまた言及するが，それは妨げになったり，危険をおよぼす患者からまわりの者を守るためにだけ，理に適う方法として考慮される。作業拒否に対する隔離は論理的に無意味であり，処罰以外のなにものでもない。患者の心理を知っている者なら，妄想や緊張病の患者，あるいは知的障害者が仕事を拒んだとき，私たちが使うせいぜい30分間の隔離で，思い直して就業するようになるなどとは誰も考えないだろう。食事を取りあげるなどとはとんでもない事実の歪曲であり，私たちがこの病院で行なっているように，ほとんどすべての病院は，熱心に仕事をした患者には，ねぎらいと励ましのしるしとして，患者の心に感じ取られるような報奨が提供されるのが常である。給食に手心を加えてちょっとましなものにするのもこの報奨の1つであり，そのほか，勤勉できちんと仕事をこなす者には，なおその他の報酬として，煙草，葉巻き，果物，菓子，女子には甘いものが与えられ，さらに大きな自由，独立として，看視の少

ないきちんとした病棟への移転，お祭り，散歩，市内の劇場，音楽会などへの参加が許される。すべての患者の約3分の2の者がこのような報奨をうけているが，もちろんその資格が失くなれば，その報奨は取り消される。

それはまさにこのように，自分のふるまいが自分の幸せに必然的にはね返り，それが感じとられるようにするところに，わずかながらも，私たちが私たちの病院の患者に望む自己責任ということの一端があり，またそれにより，病院の外での解放された生活のための責任感を再び呼び覚まし，成長させうるからである。患者を再び病院の外で生活できるようにすることが，たとえ多くの患者がこの目的を達成できないとしても，病院治療全体の意義であり目的である。

私たちのやりかたについて，患者の家族側からの苦情を今日までほとんど受けたことがない。稀には，家族が書面で，または来院して，患者が病院で「労働」を課せられ，搾取されていると苦情を言ったり，あるいはまた，例の感情に発する「監獄」，「タコ部屋」といった暴言に出くわすこともあるが，それは例外である。はるかに多いのは，作業が患者の回復に役に立つと思っており，仕事に励み，早く退院できるように手紙で患者を励ます家族である。

ワールシュタインの入院費の高い患者の家族でも全く同じ経験が得られたし，また最近，もっとも有名なある私立病院からも同じことが私宛の私信で知らされている。私たちの努力が —— 必ずしも私たちの希望どおりのものではなかったが —— ときどき新聞に報ぜられるようになって以来，ドイツのいたるところから多数の書信が寄せられ，他所では連続就床を指示するのに，貴所では患者は作業させられることを読んだので，貴院に患者を入院させたいと希望してきたこともある[1]。

この多くの賛意とは反対の，私たちのやり方を理解できない連中の中傷的言動に影響されないようにするとともに，そのような家族の悪い影響が患者におよぶことを防ぐことが肝心である。

---

1) 当州立病院は ウエストファーレン州在住者のみ入院できることとなっており，また，上流階級の自費患者のための施設はまだなかったので，私はこれらの依頼をすべて断らなければならなかった。

＜従業員の態度＞

　病院の従業員の側，とくに従業員個人のごく些細な抵抗は，病院開設当初にときたま見られた。それは役に立つ有能な従業員の行為ではなかったが。しかし病院全体のあり方の変化が，いかに治療上の大きな利益を生むかを目のあたりにし，患者のふるまいが改善され，静穏で安心できるようになり，嫌な衝突場面や喧嘩がほとんど消失するのを従業員自身体験するに及んで，反対はまもなくすべて解消した。看護担当者の理解と努力なしには，精神病院の治療の成果は得られない。無愛想な下士官の命令調ではだめで，看護者の親しみのある導き，助言，とりわけ率先した手本が成功の鍵である。とくに作業のとき，看護者の手本が牽引的に作用しなければならない。ウエストファーレン州の労働者，農夫，炭鉱夫（患者の中にこれらの人たちが多い）を，自分ではなにもせず，ただ監督者として傍観しているだけの看護者の指示で作業に当たらせることは絶体に不可能で，これには反抗するが，看護者と一緒に働くことには不服を言わない。一緒に働いたのでは本来の職務である監督ができず「患者の責任は負えない」という異議は，少なくとも私たちのところでは，経験ある有能な看護者によって唱えられることは全くない。

＜作業の種類と作業場＞

　患者に作業を行なわせるやり方については，とくに改めて言うことはない。ここでは医師およびその協力者の各自の活動と発意に対して，豊富で十分やりがいのある活動分野が提供されている。作業の種類については，ギュータースロー病院も他の病院ですでに数十年来行なっているものと全く異なるところがないが，多種目の作業部門の構築では古い病院のほうが私たちよりずっと進んでいる。

　新しい病院では，当初，各作業分野の経験のある専門職が全く欠如しており，逐次養成する必要があった。しかし，その道の専門職（製本，紡績，カゴ編み師等）であれば誰であろうと病院で働いてもらうというわけ

にはいかない。それは，作業の専門の知識だけではなく，同時にまた，有能な精神科看護者でなければならないからである。この2つの能力を併せもつ者を見いだすことは容易でない。

　患者の作業のなかでも，優先するものは常に戸外での庭や田畑の作業である。ここでその理由の仔細を述べる必要はあるまい。その次に重要な作業としては，病棟や病院の仕事，料理場，洗濯場，納屋の仕事，養鶏，事務室，監理室の仕事などで，きわめて多種多様な仕事が患者に提供される。

　病院では，患者が自分でできることは患者自身にまかせて，達者なものにはできるだけ手を貸さないようにする。さまざまな種類の作業場，手工芸室などは，ずっと以前からすべての病院に付設されており，病院で行なわれない手工芸はほとんどないくらいである。しかし，できるだけ多くの患者が作業の効果にあずかれるようにするには，作業場を閉鎖病棟のごく近くに設け，用心すべき患者の毎日の送り迎えのわずらわしさを避けるようにすべきである。したがって，新病棟設計の計画時に作業場の付設を顧慮することは合理的であり，必要である。地下の階，またはそれに通ずる見通しのきく部分に，2.5m以上の高さのところに，明るい，大きな窓をつけ，また直接主室から行ける便所，給水場所，ボイラー等を設ける。場所の関係上，地下階がこの目的に使えないところでは屋根裏の部屋を使う。作業室のない既設の建物に後から改造して，これをつけてもうまくいかず，費用もかさむ。私は15年前の本病院の建造計画当時，このことに思いがおよばなかったことは大きな失敗だったと感じていたが，この見地の重要性は，作業療法が進展してはじめて意識されたのである。幸いさらに増築が計画されていたので，その際新設することができた。

　多くの作業が入院病棟，観察病棟を含めて閉鎖病棟の普通の部屋に持ち込まれて，そこで行なえるようにすることははなはだ効果的である。このことはとくに重要で，こうすることによってのみ患者の診察，看視，観察をおろそかにしないで，ほとんどすべての患者を有用な仕事に就かせることができるからである。騒音や不潔を伴う作業（たとえば家具づくり，金属作業，粗いカゴ編みなど）は除外され，また警戒を要する患者の集ま

る入院病棟，観察病棟では危険な道具を必要としない作業が選ばれることはもちろんである。たとえば，敷物編み，糊づけ仕事，はた織用の糸巻き，羊糸の解きほぐしなどである。このように，病棟そのものの中に多くの作業を移すことによって，病院の仕事全体がずっと簡易化され，また特別に作業場の建物を造る必要性が少なくなり，経済的効果が期待できるのも自明のことである。

　ただ各病棟の普通の病室に小部屋を設けて，休憩時間や夜や祭日には仕事の材料，道具，機械類（ミシン，糸巻き機等）をその中に片づけられるようにしている。ギュータースローで，私たちはこのやり方（家内工場 Hausindustrie）を広く実施して，非常によい結果を得た。とくに，紡織作業はほとんどすべて家内工場として，閉鎖および観察病棟そのものの中に移した。体の丈夫な精神病質者，触法精神障害者など，一般に外の作業に送りだすことが躊躇され，敬遠されがちな一群の患者にも，危ない道具を持つことなく，十分肉体労働ができて，また興味深くもあるはた織仕事はもっとも好適な活動分野である。

＜作業の意義＞

　すべての患者作業についてもっとも重要視すべきは治療的観点であり，行なわれた仕事の経済的価値のごときは，医師にとってそもそも問題でない。しかし「実務的医師」は，労働力が常に有効に利用されるよう努めるだろう。それは治療的にも重要で，大部分の患者は彼らに要求された仕事がためになるものかどうかに関心を抱いているからである。ためになる仕事の場合にのみ，患者はその仕事に関心を抱き，興味をもつことができるだろう。さらに，すべての患者治療は健全な論理を患者の生活，思考の世界に再導入することから出発しなければならない。そして健全なる論理の第一原則は，人の行ないは意義と目的をもたなければならないということである。それゆえに，患者を全く無益なことに従事させるのは誤りである。それでは患者を日常生活に再適応するように導くことは，全く不可能だか

らである。

　私の考えでは，患者に彼の病的で間違った考えにそったことをさせたり，またはそんなことをするのを許したり，または支持することはまさしく間違いである。パラノイアの「王様」が金紙の王冠，ブリキや紙のメダルで飾り立てて威厳を装い，さらには他の患者，看護者，医師までが「彼を刺激しないため」に「陛下」と呼び，あるいは他のパラノイア性患者が狂った精神の産物で部屋を飾り立てたのは昔の話だと片づけるわけにはいかない。統合失調症やパラノイアの患者の「芸術作品」の制作も全く同様で，そのための材料も，機会も，時間も与えられるべきではない。大部の告訴書類の製作に対しても同じことが言える。

　こういうことを許し，または支持するのは，一切の精神療法，一切の治療全般の古来の基本原則に背くからである。この基本原則とは「すべての病的なものに対しては首尾一貫して極力これを抑制するとともに，他方，患者の行動意欲に基づくもの，または私たちが骨折って患者に呼び覚ましうるものすべてを，もっぱら正常で健全な方向に押し進める」というものである。

　告訴癖のある患者には，訴状や苦情の手紙などを出さなくて済むように，書くものは一切与えないようにしているなどと私たちは陰口を叩かれている。しかし，このような違法で許されないことは論外として，私たちが実施している治療はそんな単純で生やさしいものではない。自分自身や他者を損なう訴訟癖があり，始終個人や当局者を意味もなく罵詈讒謗するので隔離施設に入れて害を及ぼさないようにしなければならなかった者を，当の施設が彼の公共の利益に反する衝動行為を続けさせるのは，論理的でないどころか矛盾である。それは一切の治療の放棄を意味する。それゆえ，私たちは前述の一般治療原則に従って，こんな無意味な中傷だらけのごたごた書きは断固放棄させるとともに，患者の関心事を整然とした書式で当該機関に提出させるように面倒をみるべきである。

　このような患者が書きたいと思っている際には，それがどんなことな

のかをよく聞きだし，なにを書きたいのか言わせ，望んでいることを秩序正しく，わかりやすく書き，無関係の人に放らつな誹謗などを加えないようによく教え，手助けする。患者の権利の主張，場合によっては当該官庁に訴え出る権利を患者から奪うべきではない。しかし，普通の人が見たら，一見して気の狂った人が書いたとわかるような，冗長で，まとまりなく，明らかに妄想観念で満ちた書類よりも，秩序立ち，要領を得た書式で自分の要件を主張したほうが彼ら自身の利益に適うことになる。

＜仕事を教える＞

患者に要求する仕事はそれぞれの患者の能力に応じたものでなければならず，医師は常にそれにつき責任をもたねばならない。ほとんどすべての精神病者では，病気の源となっている脳髄の障害のために能力はいくぶん低下しているであろうし，思考は多少ともぼんやりして鈍く，関連性に乏しく，敏活さが低下して，多くの場合患者の仕事の能力はごく限られたものである。

このことに留意しないと，作業は患者のために役に立たないばかりでなく，かえって有害である。

多くのうつ状態のはじめ，また統合失調症の初期によく見られる精神混乱状態の患者を，たとえば紙袋張りの机に座らせてただ皆と一緒にやるように言っても，それ自体はわれわれからすれば簡単でまわりの者のするとおりにすればよい仕事でも，患者の精神能力にとってはあまりにも新奇で複雑に感じられ，手順を理解することができないであろう。すると患者はますます途方にくれ，しくじり，それを直されると，彼の無力感，心配，不安は軽減されるどころかかえって強められる。しかし看護者が横に座り，要領がわかるまで何回も繰り返し手をとって教えると，ぼんやりして精神集中のできない患者も，もっぱらこの仕事に用いられる神経路の習練により徐々に一人でできるようになる。彼は役に立ちうる一員として仕事に加わり，はじめての日には半時間しかできなかったにしても，それによりすでに第一歩が踏みだされたのである。こうして得られた仕事を基礎とし，

計画的に辛抱強くさらに積みあげ，第一の動作に第二，第三のものを加え，それからいくつかの操作の組合せ等を教えるのである。

＜病状による選択＞

しかし内的不安のある場合には，しばしばじっと椅子にかけているようにとか，寝ているようにという要求が，すでに患者の能力を超えるものとなる。非常に混乱した患者，興奮した患者でも同じことである。この場合しばしば経験することは，患者に服を着させ，ベッドを離れ，ある程度動いてまわることを許すだけでも，不安や心配が軽減することである。もちろん全く自由にしてやるのではなく，看護師か，または他のより穏やかな患者に腕をとらせ，しばらく散歩させる。このような患者には，まだ作業としては大雑把な（骨の折れない）筋肉運動のできる軽い作業，たとえばカゴ運びの手伝い，床掃除，家具や窓の塵埃ふき等がちょうどよい。

強く興奮している身体の丈夫な女の統合失調症や躁病の患者には，私たちは好んで洗濯だらいで仕事をさせ，溢れている運動欲を有効に満足させる。常にうまくいくとは限らないが，しばしば成功し，うまくいくときには今までやっかいをかけていた患者が，作業の間に急速に鎮まりおとなしくなるのにいつも驚かされる。これもまた，私のボスであり先生であるバッケンケラー Backenköhler から学んだ古い知恵であり，先生はまたこの知恵をゲッティンゲン Göttingen からもってきたのである。この種の例で，私の記憶にとくに強い印象を残し，そのため私たちのところでの作業療法のやり方が生まれる，おそらく一因となった例がある。

産褥で高度の精神混乱を伴った狂暴性興奮の若い女性患者が，病状がひどく恐るべき状態となって，何カ月もの間，暴行や破壊を行ない，衣類はみなずたずたにし，大便を塗りたくり，日夜絶え間なく病院を騒がしていた。私たちは途方にくれ，ついには彼女をずっと保護室に入れておかねばならなかった（裸で海草に埋まっていたのである）。どうかしなければと皆言っていたが，どうしていいか誰もわからなかった。最後にバッケンケラーが「ひとつ，洗濯場にやってみよう」と言ったときには，私たち若

第1章　臥床療法から作業療法へ

い医師は唖然としていた。それははじめ，特別に看護師を2，3人つけて実行されたが，効き目があったどころか病像は完全に一変，患者は仕事に邁進，病状は日々に鎮まり，頭もはっきりしてきて，2，3カ月後には社会に復帰できた。

　このような経験をもとに，ワールシュタインの新設時，さらにそれ以上にギュータースローで，手で洗濯する場所をとくに広くとって設置したが，それはまさに最重症患者の治療に，常にはかり知れない利益をもたらした。1つ困った点は，洗濯場が不穏患者の観察病棟から遠く離れていることで，興奮している患者を毎日何回も連れて往き来するので（ことにこの治療法の試みでは，よくはじめは言うことをきかぬ者があるので），道すがらしばしば騒々しい嫌な光景が展開される。計画中の病院増築時には，女子不穏病棟の地下室に手で洗濯する特別の場所を設け，遠くへ往き来しなくて済むようにするつもりである。

　患者の過度の作業欲を抑えねばならぬ例は稀でなく，躁病の興奮患者の場合のみならず，統合失調症，パラノイア，緊張病の患者でもときどき見られる。生理的疲労感がこれらのものでは鈍麻されているように見える。おそらくすべての施設で規則的に行なわれている体重測定のとき，しばしば体重減少の原因を詮索する機会が得られ，ときどきこういう過度の作業が目にとまる。このような場合には仕事を軽くし，または時間を制限するよう指示すべきである。

　他方，患者の作業を発展させようと思えば，常に能力の一層高い限度に作業は保たれねばならない。それはそうすることによってのみ進歩が徐々に達せられるからである。才能のある子をいつまでも小学校の最下級に止めておいたら，精神的成長が行なわれず，かえって退化し，世間に出て働くことがほとんどできなくなってしまうであろう。すべての生き物の生活条件への順応性というものは，進歩に向かうものでも退化に向かうものでも，私たちが一般に考えているよりずっと大きい。力，能力というものは使うこと，フルに使うことによって大きくなるのである。

　練習「トレーニング」により作業能力，したがって作業がいかに高まってくるかは私たちが皆知っており，毎日目のあたりにしているところであ

24

る。たとえばスポーツ，あらゆる種類の芸術，職業等でもそうである。これらの場合でも能力のより高い限度に保ち，この限界をしばしば，また大きく離脱しないようにすることにより，進歩が得られる。自分の能力でやっとやれるくらいの（量的にも質的にも）作業を続けておれば，その限界はおのずから上昇する。そして今までは「不可能」であった作業もついには「ものにする」のである。このことは，肉体的な作業でも精神的作業でも，すべてについて言うことができる。精神的なことが，肉体的なことと条件および法則を異にするとは考えられないからである。それゆえ肉体的仕事で得た経験を，だいたいのところ精神的仕事に当てはめても構わない。

　要求作業度を能力以下に下げていくと，能力は低下しだんだん低い要求に合ったものになる。この場合，低下は退行であり，人生では休止，恒常というものはない。私たちは（私たちの力を使うことにより）向上するか（力を使わないことにより）下落するかのいずれかがあるのみである。下落の懸念は，「過少作業」が長く続くほど大きくなる。短期の休止ならば無害で，後まで影響を残すことはないが，長期の過少作業は注意を要し，施設で対抗手段をとらないと，長期入院の運命が待っている。

　患者にとり病院の生活が怠惰で楽な時間つぶし（「病院の療養法」としての臥床療法，散歩，「仕事としての無為」）になると，肉体的にも精神的にも低下は免れず（本来の脳の疾患の結果は別とし），ついには実社会での本当の仕事に再びつける望みは全く失われてしまう。その責任は精神病ではなく治療にある。それゆえ患者に行なわせる仕事は，実際的で真剣になれるものでなければならない。終日だらだらやらせておくより，作業隊の一員として毎日2時間本気の実際的作業につかせるほうがよく，役立つのである。

　患者のまだ保有する能力を酷使せず，しかも普通より高い限度を保たせることが必要であるから，全体作業療法の場合，慎重に個々の条件に合わせることが大事となる。これが精神科医にとりもっとも重要かつまたもっとも難しい任務の1つとなる。その際，精神の働きのすべての面，すなわち精神が明晰か昏迷か，活発か抑うつ状態か，思考の筋道が通っているか散乱しているか，注意力，疲れやすさの程度，さらにまた気分の状態（要

注意）を顧慮しなければならない。

　精神的能力はかなりやられているのに肉体的能力はなおよく保たれていることがしばしばある。たとえばがっちりはしているが，頭の混乱している患者がそれである。この場合，まずはじめには自分で考えたり注意したりする必要のない，大雑把な純機械的仕事（土盛り，手押し車押し等のような）をさせる。こんな患者も仕事の影響でだんだん頭がはっきりしてくるようになり，頭を使う程度もしだいに上げられ，またそうしなければならない。純肉体的活動が，すでに患者にとり大きな功徳（代謝改善，心臓呼吸機能の上昇，体力の維持，増進）を意味し，またすべての肉体的活動はすでにそれ自身，精神的要素（鎮静，正常化作用，作業共同体への順応）を有する。

　しかし，病的なものを取り壊すだけでなく健全なものを築きあげようとする精神科医にとっては，それでは十分でない。精神科医は，患者がなおもっているすべての精神能力を利用し，さらに発展させ，純機械的仕事から再び自分で考え，行動，注意，精神集中ができ，一定の責任が負えるようになるよう，精神の働きのすべての面での計画的な教育，習練を行なわせることに留意しなければならない。長い間苦労した結果として患者を作業につかせることができても，それで終わりではない。それが，ようやく精神療法のはじまりを意味するものなのである。

＜作業の段階＞

　各患者をつぎつぎに一層高い段階の作業および作業能力にもちあげる努力は，生徒が進歩能力の程度により種々の級に分けられる学校の組織を想起させる。最下級には興奮，混乱，強い抑うつ，痴呆化した，一人立ちなど全く考えられない患者が入り，最上級には全く正気づき独自に仕事をし，健康者にほとんど劣らない業績をあげる患者が入る。この段階まで達したら，次のステップは完全な自由へのステップで，これは試験的退院の形で行なわれる。

　次の分類は本来ただ私たち自身の教育の目的につくられたものであるが，

主に当院で行なわれているもので，精神的能力の程度により必要とされる仕事が段階に分けられている。いずれの精神科医でも，この分類を自分の経験により上下いずれの方向にでも補い変更することができ，またベテランの精神科医で作業療法を真にものにしている者は，全く草案など使わず，自由に日課を裁量しうるであろう。

〔最低段階〕　独自性や注意を全く必要としないもっとも簡単な仕事：カゴその他の物を皆で運ぶのに加わる。さらに体の丈夫な患者には規則的に食事や洗濯物運びを手伝わせる。徐々に患者が一人で物を持ち，独自に一定の場所に持って行けるようしつける。家具，戸，窓の埃はたき，ワックス塗り磨きのような，もっとも簡単な家の仕事。

力のいらない紡織その他の小さい機械の始動輪廻し（紡ぎそのものはこの段階では必要とされる注意力が大きすぎる）。

紙袋張りのつねづね繰り返される簡単な動作。羊毛や麻の筋(スジ)分け（この筋を梳毛機でさらに加工するのは一層注意力を必要とし，第三段階に入る）。

藁，藤髄屑，Liesch（沼沢地に生えるアシの一種）からの敷物用のさなだ紐編み。材木の鋸引きの鋸の他端にあるクランクを握らせ手伝わせる。

手押し車の中への土盛り（作業隊に加わらせ他の者のやっているのを手伝わせる）。

小さい車引きの手伝い（「手押し車班」，落ち込んでしまった緊張病患者をまた動くようにするのにとくによい）。

〔第二段階〕　注意力や敏活さをあまり要しない機械的仕事：長くかかるので患者が慣れる余裕のもてる土木作業班の簡単な仕事「未熟者班」に入れる。

特別注意を払う必要のない，たとえば庭やなにも植えてないところの草取り。かなり注意の必要な若い野菜の間の草取りはだめ。

野菜畑での堆肥運び。

バスケットづくりのための柳の枝集めと区分け。単純なバスケット編み

作業。

　紡織の紡ぎ。

　紙袋張り，封筒づくり。しかし，これでも紙袋を揃えて並べ，糊を塗る等の作業はさらに上の段階に入る。したがってこの仕事では常に，頭の少しすぐれた患者も加わらねばならない。

　繕いや，物入れ，ハンカチのへり縫い等のような簡単な女の手仕事。

　簡単なブラシづくり作業（洗濯ブラシ，掃除ブラシ）。

　すでにその方面の習練をつんだ職人，職工はこの段階で簡単な自分の専門の仕事につかせられる。

　簡単な洗濯仕事。

　さらにこの仕事に入るものとしては，いろんな家内仕事（ベッドの整頓，掃除）があり，看護者を手伝わせる。

〔第三段階〕　なかなかの注意力，敏活さ，および知性を要する仕事：農業，畜産，園芸ならびにすべての施設の仕事（田畑仕事，収穫，家畜小屋の世話，石炭運び，道づくりと保全）での大部分の作業班による作業，長い間の習練を要する専門以外の野菜づくり。

　羊毛梳き。

　2つ踏み木式の機(ハタ)による単純な織物織り。

　裁縫室：いろいろな繕いもの，シーツや下着のへり縫い，簡単なミシン仕事。

　バスケットづくり：そう簡単でない土台づくり，四角なバスケットづくり。

　ブラシづくり：毛ぼうき，服ブラシのヤニ塗り等のいくぶん上の段階の仕事。

　紙箱づくりその他の糊張り仕事。

　その他種々の職場での単純作業。じゃがいもの皮むき，野菜揃え，掃除その他料理場での手伝い。

　アイロンかけおよび洗濯場でのいくぶん上の仕事。

　家畜小屋での牛の乳しぼりの手伝い。

　規則的な運搬，たとえば毎日の家畜小屋から料理場への牛乳運搬，畑か

らの野菜運びなど一人で行なわせる。

　家内仕事はこの段階の患者によっては，すでに一人で，たえず看視されずに行なわれる。

　〔第四段階〕　非常な注意力とかなり正常の思考力を必要とする仕事：農業，園芸の専門的仕事，植つけ，野菜畑の栽培，温室作業，芝刈機での作業。

　まだ小さい野菜の間のような，草取りでも注意を要するもの。

　独自の動物飼育（豚小屋，鶏舎）。

　刈取り。

　工場での専門の仕事。

　裁縫室での新しい下着，衣類の作製，いろいろな細かい手仕事。

　正常作業者の代わりとして料理場，洗濯場で独自に協同作業を行なわせる。

　種々の事務の仕事。

　独自の家内仕事，病棟の流しの世話，従業員の部屋の整頓。

　3つ，4つ踏み木式機(ハタ)での織り仕事，刺繍，錦織りのはじめ，絨毯織り。

　この段階からすでに始終監督されることなしに独自に仕事ができ，仕事に役立つ作業者が選び出される。

　〔第五段階〕　同じ職業の健康者と同じ全く正常の作業能力：これに入る者としては急性疾患の回復期の患者，多くの中程度の精神遅滞者，発作のないときのてんかん患者がある。パラノイアの患者も作業や自分の行動が思考の錯誤により損われないかぎりこの中に入れられ，まさにこれらの者がしばしば病院のもっとも有能で貴重な長続きする職業作業力を形成し，病院の利益のためにも，健康者以上に考慮されることがある。

　このような患者は，できればさらに独自に責任をもたせ，適当な信頼のおける役職，たとえば小さな作業班の班長，お使い，外での買物，電話係，受付けをまかせるのが合目的的である。「看護者なし病棟」の「病棟古参」の役もこれに入る。

第1章　臥床療法から作業療法へ

　この種の作業により，患者が健康な外の世界と自分で交際できるほど，病症（たとえばパラノイア様症状）は後退する。患者の人柄は再び有益な正常の方向に向かい，無益な病的固定観念はますます消退するようになる。軽い精神遅滞者は信頼性，敏活さ，人とのたしかな交わりを獲得し，また本人にとり，世間で有益な多くのことを学びとる。
　この段階で合格の者はもとの職業に戻しても大丈夫である。

＜組織された作業＞

　上述の上の段階への昇格とかかわりなく，各々の患者および作業班全体の作業には，一定の恒常性を保つことが必要である。患者に，今日はこの仕事，明日はあの仕事をやらせ，1つの作業班を今日は道路の仕事，明日は薪割り，明後日は打穀または干し草づくりに使うというようなときには，実りあることはなんら果たされず，患者はこの種の作業から得るところがない。新しい仕事の習得には一定の時間と習練が必要で，仕事が習得されてはじめて，業績やそれとともに仕事への興味も増すのである。またこれがもっとも重要であるが，このようにしてはじめて患者は仕事への心のつながりを得，同時に自分の作業への自信も回復する。
　病院でこのように適正な作業が行なわれるとき，患者がいかに仕事と一体になり，興味と喜びをもち，また一定の誇りももって働き，自分から日々の進歩を報告するようになるかということを，しばしば目のあたりにすることができるのは喜ばしいことである。
　作業全体の組織は病院で統一され，明瞭でなければならない。精神病院での患者の作業は，作業そのものが目的でなく，患者を精神的に支援するための手段にほかならない。しかしなにが患者の役に立つか判断しうるのは，医師のみである。それゆえ各個の患者への仕事の割振り，作業班の編成は医師の務めである。男子患者，女子患者の作業療法の指導を，それぞれ一人の経験ある医長の手にゆだね，また医長は病院の同方面の他のすべての医師と協力すべきである。それは成果をあげるため，すべての医師が最善を尽くすのでなければうまくいかないからである。

早朝回診の終わりで決められた時間に，すべての男性患者担当，女性患者担当の医師が，それぞれの医長と大きな作業分担表の前に集まる。この表上には置換えのできる小カードを使い全患者の多数の作業個所への区分（現在男子約 35 名，女子 40 名以上）が表示してある。毎日ここで作業または必要とあらば個々の患者の作業内容の変更などについて相談し，名札をつけかえる。学校にたとえるなら，この表は各クラスの「生徒」への毎日の割当てにあたる。表の上部にもっとも重要な作業領域，すなわち屋外作業，庭作業，農業が掲げてある。左から右にいくにしたがい，必要とする精神的能力は徐々に高まり，同時に看視は減り，独自性は増す。現在 12 の屋外作業班が運行しており，そのあるものは 1 ～ 2 名の看護者に指導を受けているが，他のものは相当まかせられる患者により指導されている。

　第 1 班：「見習い班」 ── 2 名の経験ある看護者の下に 10 ～ 12 名の患者。本来誘導困難な不穏な患者，新たに収容したお病態のよくわからぬ患者，抵抗性緊張病者，興奮している者，種々の人づきあいの悪い傾向の患者。

　要点：厳重な看視，作業中に頻繁に患者回診，各患者の慎重な取り扱い，すべての刺激とくに無責任な外部からの刺激を避け，人通りの多い道を避ける。病棟の庭や園内でのごくやさしい，習得容易な仕事。病棟の近くでのみ作業をさせ，発現の避けがたい事故の場合，醜い場面を呈することなしにすぐ各患者を病棟に連れて帰れるようにする（「ホーム班」）。

　第 2 班：「第 2 ホーム班」 ── 主に穏やかな患者，病弱者で編成し，患者数 10 名まで。落ち着きのある熟練看護者 1 名，肉体的にあまり強くない，または考慮を要する患者，老衰者，精神遅滞者，てんかん患者等，病棟の庭またはその近くにとどめ，ここで天気のよいときには，落葉かきや草むしりのようなごくやさしい仕事。

　要点：よい監督，穏やかな好意的指導。仕事はあまり強制しない。必要に応じ，とくにあまり天気のよくないときには班全部またはその中の個々の者により 1 日数時間（医師の勘案により 1/4 ～ 1/2 日）のみ作業。

　第 3 班：「2 倍班」 ── 経験ある看護者 2 名に人づきあいのあまりよくない者の病棟からの，体が丈夫ですでに多少習練した患者 15 ～ 18 名。ときたま非社会的傾向を示す患者，怒りやすいてんかん患者，緊張病およびパ

ラノイア患者，また精神遅滞者，逃亡癖者等。

要点：監督によく注意し，慎重に患者を取り扱い，衝突や喧嘩を防ぐ。見通しのよい場所で，固定作業にのみつかせ，逃亡を避ける。

作業：長くかかる大きな土地の手入れ，農耕，掘削作業。作業の変更には長の許可が必要。

第4班：看護者2名に，さらに作業に習練をつんだ患者20名までの「2倍班」。

作業：農耕，干し草づくり等。よい監督が肝要。

第5-10班：看護者1名と患者10名で編成。必要とする監督，指導のため看護者1名当たりの患者数をさらに増すことは，私の考えではよくない。また班を大きくしすぎると使いにくい。一部の患者は仕事をしているのに他のものはなにもせずにぼんやりしているという状況をきたす懸念がある。第10班以上では患者は一層独自に作業し，監督もゆるめられる。この場合も病院でよく派生する一定の作業，たとえば道路整備，垣根づくり，家具運び，収穫，草刈り，馬鈴薯掘り等に専門化される。あとの作業は第4から第6班によって決まって行なわれ，このため好んでそれについている専門職の者を編入させる。

第9および第10班は，必要によってはかなり人の集っている場所，町，停車場等でも行なわれる。それゆえこれらの班に入れられる患者は外見，態度上，外で病院に「不評を買わせない」，事故を起こす心配の全くない者に限る。さらにまた2,3,もっと小さい班（4～5名ずつ）もつくられ，これは相当分別があり，信頼できる患者にのみ指導される。このような独自の責任による作業を漸次拡張していくのが目的にかなったものと私には思われる。ぱらぱらにではあるが，相当前から古くからの病院に設けられ，最近ヒルデスハイム Hildesheim で モエンツェメーラー Moenckemöller が驚くほど広い範囲をそれにあて，きわめてよい成績をあげた「看護者なし病棟」はこの方向への大きな進歩である[1]。

さらに独自性の高い方向の次のものに「自前作業員」（現在30名，「庭」

---

1) Psych. neurol. W. 誌, 1927 年, 151 頁, Moenckemöller 論文参照。

や「家畜小屋」の欄のものもこの中に入る）があり，病院の種々の作業分野で直接監督されることなしに各自仕事が考えられる。

全部で現在329名中155名の男子が園芸，農業に従事している。表の下半には職場および病棟自体の「家内工業」の仕事の分担があげられている。その仕事を簡単に列挙する。左官6名，さしもの師6名，錠前師3名，ペンキ屋4名，靴縫工5名，洋服屋4名，クッションづくり2名，馬毛梳き12名，製本工5名，ブラシづくり3名，バスケットづくり5名，紡織工14名，パン屋3名，紙袋張り32名，編み仕事41名，書き仕事2名，家事仕事15名，合計162名である。全部で317名の患者が作業に従事しており，非作業者12名中8名は身体的疾患のため作業不能のものであり，4名は精神的に作業不能なものである。

女子患者でも基本的に同様の組織があるが，そちらでは田畑，園芸仕事はいくぶん少なく，その代わりにちょっとした手仕事や料理場，洗濯場の仕事がふえる。それでもなお7つの女子班が約10ha（ヘクタール）の広さの菜園や果樹園で規則的に作業しており，私の考えでは，上述の理由により女子にも相当程度の屋外作業を行なわせるよう努力する価値がある。

抽出日に446名の女子患者中作業に従事していたものを表1に示す。

表1

野良仕事	83
料理場，および洗濯場	95
女の手仕事	142
家内工業	64
家事（一部職員の家庭で）	44
計	428
非作業者：	
体の故障でできない	11
精神科的理由でできない	7

患者の仕事への割当てでは，患者がすでにもっている能力，専門知識を考慮し，利用しなければならない。それはまず第一に経営的意味ではなく，治療的意味である。抑制，不機嫌，興奮，愚鈍，疎通の悪い患者はなにか

第1章　臥床療法から作業療法へ

全く新しいことに慣れるより，すでにできることをするほうがずっとやさしい。作業がうまくいくと，生理的満足感が得られ，自信，個性も高められる。このことは，競争の激しい外の世界の物差しによればつつましく不十分であっても，とくに自分の仕事や能力が厳密につりあう条件を十分に充たしている環境において，また能力と仕事がつりあっていない場合でも，（外では出来の悪さにしばしば文句を言われ，軽視される）患者がもともと実際にできる以上には期待も要求もされない中で，少なくとも外面的には再び一人前に扱ってもらえる環境において，果たされる。

＜仕事への配慮＞

　しかし場合によっては，専門職の者をその専門で作業させないほうがよいこともある。ことに患者が自分の専門職で過労しているとき，またはその仕事で消耗している場合などである。こんなとき，たとえば家具職人または洋服屋をその専門職にはつけずに，少しだけ別の仕事をさせ，そのほかには簡単な庭仕事や農業を行なわせる。精神労働者は（ことに新しい患者の場合）きわめて慎重に精神労働を行なわせるか，全く行なわせないことがある。精神労働は肉体労働より中枢神経系を荷重することが多いのである。この場合も，慎重に練習させることにより，患者の作業能力を再び高めていくという原則を忘れてはならない。

　上流階級の患者に適した作業を見いだすのはしばしば非常にむずかしい。患者が健康だった頃の本職以外の道楽（音楽，絵画，塑像，写真，手細工，庭いじり，自然科学，言語，文学，歴史等）を覚えていたら，これをやらせるのが一番よい。図書の整理，簡単な試験室の仕事も教養のある男子や婦人にしばしば用い，うまくいった。たとえば大きな私立病院などでは，教養のある患者のために作業が計画的に組織される。戸外での仕事，花園，植物園，温室での仕事が大きな位置を占めている場合には，新参の者も教養のある患者を見習い，比較的容易に慣れることができる。

　すべての精神療法と同様に，この場合ももちろん仔細に個別化されることを要し，患者の参加する仕事のすべての分野に医師の指示が行き届かね

ばならない。それは事務室から，料理場，洗濯場，工場，農場，家畜小屋にいたるまで，ほとんど病院全体におよぶ。また医師だけでなく，すべての分野の職員もこの治療法の助成に気を配らねばならない。理想は時間をかけ，できるならば長をも含め病院の全職員が，上級看護者から教わるか，あるいは必須専門教育に入れるかして看護教育を学ぶことである。とくにこれはすべての工場，ならびに料理場，洗濯場で必要である。すべての理想と同様，これも完全に実現することは不可能で，足らぬところは医師や看護長の注意深い配慮により補われねばならない。この両者は患者の作業をしているすべての場所にいつでも行けるばかりでなく，患者の措置上必要なことが自分の職分でできなければならない。

　経営上の利害と患者治療上の利害は必ずしも常に一致するわけではない。職員が患者の作業に不満をもち，経営的利益を代表して，自分の責任の職場で，ないしは病院の職場全部で，正常の補助員を使ってやっていきたいという意見をもったからといって悪くとるべきでない。（多くの同僚が私に漏らした意向と異なり），私は22年来の院長としての仕事のうえで，2，3の一時的つまずきを別とし，一緒にやってきた管理系と技術系の職員から，患者の世話の点においても完全なる了解と誠意ある協力を得たと断言できるが，それでも，正常の補助員を入れたり，使う機械の数を増やしたりして患者の仕事を補いたいという要請がしばしば寄せられ，また，患者が仕事をだめにしたとか出来が悪いとか，仕事のできる「よい患者」はいないなどという苦情を何回聞いたことであろうか。すべての管理員，技術員から繰り返し「よい」患者と「悪い」患者とを区分けして聞かされた。彼らが「よい」患者というのは頭のよい，すでにその仕事の素養のあるもの，「悪い」患者というのは新米，愚か者，言うことを聞かぬ，激している者のことである。皆自分の職場には「よい患者」を欲しがり，そうでない者は「使われぬ」として差し戻してくる傾向がある。

　私たちの作業の組織がなお今日ほど厳密に行なわれておらず，作業班の区分が主に当該職場の職員により行なわれていた頃には，10名の班に提供した仕事に，10名の編成班が2，3班も加わって作業しているということがしばしば体験された。すなわち各班の3，4名の「よい患者」が仕事

をし，他の者はなにもせずにぶらぶらしていた。こんなやり方では経営的にも患者のためにもよい成果はあげられない。経営的には必要とする作業力の一部のみしか利用されず，患者のためには（多くの患者が作業班とともに規則的に行動しているにかかわらず）すべての成果の基本である「実行」がないため，精神的に低下している患者の回復のためになることが，なんらなされていないからである。

まさにこの能力の低下した患者を引っ張りだし，育てあげ，社会の職場に復帰させるのが，さしあたり病院の最高の使命であり，作業療法の大事な点は，できるだけすべての患者をその能力に応じて使い，能力の悪い者も，たとえわずかでもまともに仕事をさせることなのである。

いずれの病院でも患者の作業を真に行動的に指導すれば，役に立つ作業力は常に過剰となり，したがって患者にどうやって仕事をつくるか，しばしば困るくらいであろう。この作業力の過剰の最良のハケ口は，仕事がよくできる，すなわちわが技術員のいう「よい」患者をできるだけ早く退院させ，その代わりに下からつぎつぎに補充させることにある。

作業の大きな部分が病棟そのものに移され，患者の治療法もまた高度に職場に移されることにより，精神病院全体が前よりずっと，また他の種類のいずれの病院よりずっと調和した1つの組織，そのすべての機能が直接患者の看護と治療に役立つ組織となる。他のいかなる場所でも，経営および職場，医師の治療とが，これほど調和して協力しあわなければならないところはないであろう。

両者の関心が自然に一致しない場合，または実際に面倒が起こった場合には，管理および患者の治療の責任者は院長であり，院長がその突破口を見いださねばならないし，また院長のみがそれを見いだしうるのである。使命の遂行上重大な障壁にぶつかった場合には問題を解決しなければならず，また解決に関わる者の全人格投入によってのみ，それは克服されるのが常である。病院の使命はその患者の治療に最善を尽くすことにあり，その達成にもっとも関係のある者は医師であり，管理職員ではない。これは精神病院の，医師による統一された経営を可とする決定的な考えと，私には思われる。積極的な行き方によってのみ全的成果を約束する作業療法は，

この医師による病院経営と浮沈をともにする。

＜作業率について＞

　最近私たちの努力に関連して，個々の施設で達成されている患者の作業率がしばしば話題となった。管理責任者は自分の施設に，他の施設の数字で示した成果をときどき呈示しなければならない。精神科の全治療をもっぱら作業率の上昇達成に向けようとされたことがあるが，しかしそのような，ちょっとの数字で精神科医の業績が表現されるものではない。個々の施設のおかれている条件も異なりすぎる。大都市の病院の経営と患者を地方のそれと比較してみさえすればいい。

　すべての治療と同様，作業療法でも達成した成果を規則的に調整しなければならない。作業が患者のためになる唯一の治療法でなくとも，今日にいたるまでそれが依然もっとも有効な方法である。作業度があがればほとんど患者の不穏は軽減し，非社会的ふるまいもよくなり，逆の場合にはその反対になることは私たちの日誌をみれば明らかである。

　このように作業度は，私たちにとってそのときどきの病院の「天候」のバロメーターとなる。個々の患者が，ちゃんとした活動をしはじめるのは，人当たり（社交性）がよくなったことのもっともはっきりした把握しやすい徴候である。それは患者が，秩序ある活動の行なわれている外の社会への復帰をしはじめたことを示しているからである。

　得られた作業度は，始終自己調整を行なうのに役立つのであり，他のものとの比較のために役立つものではない。そしてその当該施設にとっての意義は，患者の作業率の高い達成度にあるのではなく，むしろ100％に達しない負の数値が示しているところにある。この負の数が問題で，それは不穏，騒々しさ，拒絶症等により私たちの病棟を始終悩まし，またその他の点でも今までなかなかうまくいかなかった患者，すなわち従来の治療法の失敗例を包含しているものである。2％，6～10％またはそれ以上のうまくいかない割合のものが，今までの失敗の原因を私たちに洞察させるものであり，この洞察がすべての積極的治療の必須の出発点である。積極

的治療というのは，今まで得られなかった成果をもたらすなにかを洞察して工夫することにほかならない。

なお，数そのものでは得るところはほとんどない。この数が生きてくるのは，日誌が日々今日まで全然うまくいかなかった患者の名前を提示することからである。それにより私たちは，一人ひとりの患者を援助するために，これまで試してみなかった方途はなかったか，成果があげられなかったのは私たちまたは私たちの職員が過ちを犯したり，または見落としていたことがあるのではないか，等と日々あらたに反省させられる。とくに日誌の「精神科的理由により作業せず」の欄に何週，何カ月も名前の載っている患者のことが反省させられるのである。

＜作業による患者の症状の改善＞

私は私たちの病院で作業に従事する患者の率が高いことに繰り返し言及したが，それはほとんどすべての患者が作業につかせられることを示すためであった。個々の例で常にそうすべきか，またはそう努めるべきかは，各担当の医師が治療の良心をもって決断すべきであろう。ここギュータースローではその点，特別の状況下にある。一度私は専門の同職者たちに，患者のため作業療法は，以前行なわれまたは可能とされていたより，遥かに広く拡張すべきであると主張した。多くの同職者が視察，確認のためここを訪れるが，私たちはこれらの人に対しても，私たちの治療全体を最大限に患者の作業の方向に向ける責任があり，精神混乱，拒絶症，不穏も作業を不能とするものではなく，計画的作業によってこれらの重いやっかいな症状が驚くほど軽快されることを目の前で見せた。まさに患者の中で規則的仕事につける最後の者たちが，私たちのすべての努力の重点をなすというのが私の考えで，これらのもっとも重症の患者が穏やかになると，以前騒々しかった病棟の性格が全く変わってしまう。しかし結局のところ，この私たちの経験は，すでに120年前にピネルが報告し，また60年近く前にイギリスから伝わってきたことにほかならない。

ひどい痴呆，ことに老人性痴呆の患者を，経済的にはほとんど価値のな

い布片のほぐし等の仕事をさせるのになんの目的があるのかという声があがった。70，80歳の者には当然の休息を与えてはよくないかというのである。事実この種の仕事は，経済的にはほとんどなんの役にも立たないと付言もされよう。しかしこれらの患者を仕事をさせずにおくと（他のすべての患者でもそうであるが），不穏，喧騒，塗ったくり等，つぎつぎに悪癖，非社会的行為にふけるようになる。すでに相当低下していた者がますます転落し，看護が難しくなる。この場合も，規則的仕事はこの悪い傾向へ発展していくのを除き，看護も容易となる。もっとも能力の低下した患者の作業としての羊毛や麻ほぐしもそれ以外の仕事に替えたいが，今までのところ，まだ適当な代替作業が考えつかない。

到達した治療成果の目安として作業度の計算を取りあげるならば，身体的理由により作業不能の者は，はじめから計算から除外するのが当然と思う。400名の患者があり，そのうち380名が作業し，12名が身体的に病気で，8名が精神的理由により作業させられなかったら，作業度は380／400－12＝380／388＝約98％である。体の病気の者を除外しなければ，この計算は意味がなくなる。感冒とかその他の身体的疾病状態が偶然頻発すると，それはこの全精神科治療に遥かに大きく影響してくるからである。

他方，患者が行なったすべての仕事の経済的価値は顧慮することなく，たとえごく些細なものであっても，それが身体的精神的作業能力に適合していれば，患者の作業として評価すべきである。75歳の老人性痴呆の女の患者が1日に2，3時間でもベッドを離れて羊毛を梳き，またはそれまで混乱していた狂暴性の男の患者が，はじめて半時間でも一番簡単な手伝い仕事につけたら，それは治療的には工場での熟練工の作業と同じように「作業」を行なった数に入れるべきである。

＜うつ状態について＞

私たちのこの努力についての討議（ことに1926年および1927年の ニーダーザクセンおよび ウエストファーレン，ハノーバーにおける精神科医会合でのレーム Rehm，ビリゲ Willige，アイフェルベルグ Eichelberg

等の討論）で，繰り返し私は，うつ状態には作業療法は決して適したものではなく，かえって有害であると反論された。私自身その見解に立っていたのは，そう昔のことではない。種々のうつ状態，また不安による興奮を伴ったものは，私たちが最後まで臥床療法をとらせることを原則とした病症であり，それは今日なお私の反論されているのと同じ医師としての考慮からであった。

　ここで付加しておきたいことは，ウエストファーレンの患者には純粋のうつ病ならびに躁うつ病は多くないことである。それより多いのは（ことに更年期の婦人での）亜急性または漸次顕現してくる抑うつ性妄想観念，厭世を伴った不安興奮状態で，これは治療がなかなか難しく，大部分不良な経過をとり，拒絶症，暴行傾向，強硬を伴った緊張症状に移行することが稀でない。このような患者をベッドに寝かせておこうとしても寝ておらず，臥床療法の試みは有害無益な患者と看護員間の取っ組みあいに終わるのみで，それは結局患者に服を着せ，なにか軽い仕事をさせることによってのみ決着することが多い。うまくいかない場合でも容態がさらに悪くなることはなく，臥床療法よりは，さらに治療を進める手がかりがしばしば得られた。以前はパジャマのまま徘徊したり，突っ立っていたり，ベッドの端に腰かけたりしていた患者が服を着ているのだから，これだけでもこのほうがすぐれていると言うことができる。

　もう1つの病像は大部分急性に発現し，その原因にはしばしば心因性の徴候がある。患者はじっとベッドについて，元気，活動欲，自信はゼロにまで低落し，食欲もなく，元気をだして動こうともせず，眠りも悪い。医師に訴えるのはひどく憂うつな考えばかりである。劣等感で「もうだめだ，なにもできない」，絶望，厭世，家の心配，ないしは妄想的にもなる。患者自身の気分は常にきわめて悲観的で，長時間目を覚ましたまま臥床している考えの内容は，医師や看護者への訴えそのものである。あれこれと考え込み，ますます失望落胆の気持ちに沈潜し，「習練」されてこの気持ちを固定してしまう。なにかやるよう，また起きるだけでもするように言われると，自分自身を見放してしまっている患者は非常に不快に感じ，「できない」と言い，まるで殉教者のような顔つきをして抵抗する。

これらの態度の根底には，本質的に器質的障害，おそらく化学的な障害が横たわっているに相違ない。それが全神経機能に抑制的に働くのである。それは就床によっても適正な作業療法によっても直接作用を受けることはないであろう。

　これに対して私たちは，今日でもなお十二分の栄養，新鮮な外気，すべての体に有害なものの除去により，生体の自然防衛力を支持するように言われている。しかしこの場合，私たちは矛盾にぶつかる。すなわち体の代謝を促進しなければならないのに，長期就床により心臓と呼吸の機能を最小限にして，どうしてそれが達せられるであろうか。心臓および呼吸機能は，ともに作業の要請により直ちに順応することは周知である。その他の臓器（筋肉，消化器，排泄器，腺等），とくに中枢神経系の代謝が安静により促進されるとは私にはちょっと疑問である。私の生理学的感覚によれば，代謝が活発ですべての臓器がよく活動しているほど，体が体内のどこに障害があるにせよ，これを克服する可能性は大きい。まさに機能は生命であり，生命は活動である。

＜うつ状態と患者の抵抗力＞

　しかし「うつ病」，および抑うつ状態として私たちが目のあたりにする疾患には，脳の障害のほかになお他のものがひそんでいる。それは外力や障害に対し，個人的に異なった反応のしかたを示す患者の個性である。直接作用をおよぼしうる脳障害も，またかかる障害にほかならない。私の信ずるところでは，うつ病の症状は脳障害そのものより遥かに決定的に，個人的，「体質的」態勢，ないし反応のしかたにより起こされる。この反応の基本像は，ひ弱さ，本来の病気に対する抵抗力の欠如（神経系のすべての現象の抑制），完全なお手上げ（降伏），「もうなにもできない」という感情の昂まり，その結果としての，病気に対して自発的に闘う気持ちの完全な放棄である。たしかに（もっとも広い意味での）能力が客観的に低下しており，しばしばそれが極度のこともあるが，実際には患者が感じ訴えるほど完全に失くなることはほとんどない。実際のひ弱さは，その程度に

関係なく主観的に誇張されている。代謝および体のすべての働きを良好に保ち，精神的および肉体的力の一層の低下を防ぐという生理的必要性から，一度でも1時間でもよいからベッドや寝椅子を離れさせようとすると，残酷だ虐待だと言う。患者の受けとめ方との，かくも際立ったジレンマに立たせられることは，他のいかなる精神病でもないことである。

　いずれの方針にせよ，硬直した治療「体系」をつくらず，個々の対応の必要性を高度に考慮しなければならぬ場合があるとすれば，それはまさしくこの場合である。患者の主観的容態および病気の感じ方も顧慮しなければならないが，この顧慮のために患者が真に治癒するのを助ける試みを，すべて放棄するようになってはならない。患者との交わりに必要な機転と経験をとおして，精神科医は常に"fortiter in re, suaviter in modo"（実行は強力に，態度はやわらかに）の原則により，このジレンマからの活路を見いだすことができるであろう。

　この場合，主に労働者階級の患者を収容する公共の施設は，富裕階級の者の入る私立の施設より恵まれた情勢にあるであろうことは否めない。大きな私立施設から得た（また講演後の討論から得た）報告によると，顕著なうつ状態は私立施設で著しく多く見られるという。これは教養の低い労働者は心の構えが一層強くたくましいので，彼らの脳の受けた有害作用に対し無気力に降参するより，むしろエネルギッシュな断念をもって反応する傾向があることによるのであろうか。公共の施設では，医師は患者に対し自分のほうが教養が高いという威信を有し，患者は患者のためによいとしてされることに普通素直に従う。これまでずっと真面目に仕事をするのに慣れている患者は，施設でやらされる，多くはずっとやさしい仕事も，受け入れることができる。医師の見解に抵抗する患者の主観的容態に私たちはあまり心をつかう必要はない。私立の施設では患者，とくに患者の家族が，まさにこの主観的容態，希望にまず第一に注意することを要求し，患者が「満足」を感じ，不快をもよおすようなことが行なわれないことをのぞむ。こんな場合，患者のためにならぬのに，しばしば彼の主観的容態に相当大きな譲歩をしなければならない。

＜うつ状態と患者の取り扱い＞

　患者の既往歴または全体の様子からして，うつ状態が一時的なものである場合にはこの譲歩も有害でなく，自分の病気に身をまかせるという傾向を斟酌してやってもよかろう。快方に向かえば自然がまたすべてを治してくれる。しかしそういう症状が相当長く続いているものでは，就床は早急に制限するよう，すべての場合努めるべきである。

　健康に働いている人が1日8時間の睡眠を必要とすることを考えれば，12～15時間の休息で，患者の実際の必要は大きく充たされている。とくに重症の例ではもう少し多い休息からはじめてもよいが，最初から1日に2,3時間はすべての患者がベッドを離れているべきであり，この時間を進歩にあわせ，速やかに増していくことを治療計画に盛っておく。

　大切なのは，患者が起きあがっている数時間は抑うつ的考えにふけり続けることをできるだけ阻止し，規則的な身体的および精神的活動に向かわせることである。身体的活動は小規模の散歩によっても代行されるが，それよりよいのはやさしい庭仕事，いくつかの花の世話，家事のちょっとした手伝いで，はじめは仕事の真似に過ぎなくとも，そのほうがよい。

　気分転換の精神的活動の補助手段としては，いろいろなやさしい遊戯，ソリテール（一人遊びのトランプゲーム－訳者註），66（ドイツのトランプゲーム－訳者註）などもある。声高な雑談や騒々しい遊びに加わるのは，抑うつ患者には普通よくない。これに反し（軽い）体操に加わるのは役に立つ。なにをやらせるかはおそらく患者の一人ひとりで異なり，患者の残有能力によりさまざまな程度のものがあるが，肝心なのはなにかをやらせることである。なにかをやることによりなにもできなくなったのではないことをわからせ，また頭をそちらに向けさせることにより病的な精神活動から考えをそらさせ，さらになおもっている力をだんだん眠り込んでしまわせないようにすることである。

　しかし，こういう治療努力が患者に感謝されないことはしばしばで，快方に向かっている，または回復した患者にはさらに感謝されないことが多い。一般に精神科医が，患者から自発的な感謝を受けることはごく稀であ

るが，これはまさによくなったうつ病患者で，繰り返し私の体験したことである。患者自身は，自分がよくなったのは精神的にひどく憂うつでなにもできなかったときにも，ベッドで精神病にぼんやり身をまかせておかず，はじめの（そう強いものでない）拒みにもかかわらず連れだし，仕事に使える健康な力がなお残っていることを思い知らせてもらったためであることはわかっている。低下している自信には成就した仕事よりよい薬はない。

私たちが職業上めぐりあうもっとも過敏な患者に，私たちは今ここで接しているのである。無愛想な取り扱いは避けるべきであり，このことはとくに看護者で注意を要する。医師の指示およびその実施もすべて非常に慎重に行なわれねばならない。

個々の医師の処置治療が正しいか否かの最良の試金石は，患者の容態上の成果であり，個々の患者で容態をもっとも良好とする治療が正しい治療である。治療の成績を綿密に検討し，成果がないか，または不良の場合には治療法を変えねばならない。作業療法もそれが患者にあわぬことがわかってもなお，すべての患者を強制するというような暴君的組織になってはならない。

これまで"Beschäftigung"「作業」と言ったのは，常に実際に役立つ仕事の意味でのみであった。これには原則的に"Arbeit"「仕事」という言葉を用いたほうが正しいかも知れない。ただ，私たちの努力が物わかりの悪い人たちにも不信を招かぬようにという配慮から差し障りのある言葉を避けたのみである。

「仕事」という概念に対して，今日わが国民の多くが敵意をもっている。彼らは仕事に服役させられるのは最大の不幸であり，あらゆる仕事の必要性から解放されるのが最大の恩寵と心得ているのである。仕事にのみ，生存のための戦闘的活動にのみ，私たちの力と人間らしい生存の基本が横たわっているというのに，彼らにとっては「病気」と記載され入院することは，仕事をしないでよいことを意味する。精神病院とは，彼らには安静を保ち，寝たり，散歩したり，せいぜい入浴くらいさせられるが，仕事は決してしないところなのである。力をうんと使うことは力を「費消」するのではなくて，かえってこれを増し，使うことによりはじめて全的成長を遂

げる。このことは誰でも，たとえばスポーツなどでも経験されることなのに，仕事は力を「費消」してしまうという教えが広く流布されている。この点についての正しい洞察もだんだんふえてきてはいるが，仕事のことを他の人たちにはあまり話さないほうが，現在のところ私たちの治療法の平和的発展のためになる。

　私たちの治療法にとり常に大切なことは（少なくとも労働階級の人にあてられた公共の施設としては）真正面から仕事と向きあうことであり，おのおのの職業に生きるすべての人にとっての，仕事の能力の維持，強化の重要性からいっても，このことが言えるのである。

＜患者をぼんやりさせてはならない＞

　「仕事」の終わった後には，保養，回復，精神的刺激に役立つ余暇的作業を推進すべきである。私たちが広義の作業で得ようとするもの，すなわち精神活性の維持回復，精神活動全体の健全な方向への訓練，誤った思考および行為の是正は，患者がなにもせずにうずくまったり，のらくらしていないときにのみ，よい成績をあげる見込みがあるのである。無為に座居すれば，またすぐ自分の病気の働きに身をまかせ，間違った行動が見られるようになる。

　この場合，医師および看護者各人の技術と活性，すなわちすべてをいきいきとさせ，患者をお喋り，読書，絵の鑑賞，遊戯，合唱等に誘い込む能力がものを言ってくる。とくに日曜，祭日にはこの部分の「活動」が重要となる。これなしには，病棟を静粛に保ち愚かな真似をさせないようにすることは，ほとんど不可能である。それゆえ仕事が終わるとすぐに雑誌，遊戯用品，その他の娯楽物が居間の机上に現われなければならない。

　考えられるものとしては，患者の精神的活性，知能の程度により次のようなものがある。

　古いグラビア雑誌の鑑賞。患者は少し注意すれば狂躁病棟でも雑誌を破ったり毀損したりしないよう訓練される。

　活性，知能の低い患者にはやさしい積み木，木並べなど。これはどこの

第1章　臥床療法から作業療法へ

玩具屋でも手に入り，また病棟の「イタズラ細工場」でもつくられる。

活性，知能のだいぶ高い患者には，皆知っているドラフト（Mühlenspiel）からチェッカーまでいろいろの盤戯。これらもすべて自分でつくらせる。さらにいろいろなトランプ遊び。ポーカー，ソリテール，ブラック・ジャック，66，Skat, Schafskopf（最後の3つはいずれもドイツのトランプ遊び－訳者註），賭けの好きな者にはルーレットがあり，豆や擬貨を「お金」として遊び，いく日もの長い日曜が無事に過ごされる。

それからまた（とくに日曜日のために）いろいろな社交戯があるが，もちろん患者の理解できるものでなければならない。円舞，けん玉，かくれんぼ，罰金遊び，サイコロ遊び，ボール遊びなど。これらの道具も大部分自家製でできる。書店で「ゲームのしかたの本」を売っており，それを読めばいろいろなゲームがある。音楽は娯楽に非常によく，女子病棟では好んでダンスを組み合せ踊らせる。男子病棟にはよく小さな家庭楽団がアコーディオン，マンドリン，ギターなどで編成される。多くの施設ではピアノ（本当にできる者のみ演奏）やラジオが病棟に備え付けられている。こんなたわいのない遊びに，果物，煙草，チョコレート，菓子などをちょっとした賞品にするのは，患者の関心を非常にそそり目的にかなっている。

他に，患者を活気づけるための有力な支えは，この目的のため特別に選んだ教員の指導の下に実際のクラスを編成することにより得られる。

教授内容は（そのときの生徒の理解力により決める）基礎科目の学習援助，生国の地理，生物，またとくに実生活・家事等の種々の知識である。さらに唱歌（簡単な民謡の練習，せいぜい二部合唱），戸外競技，体操が加わる。学校教育はすでに前世紀後半に多くの施設で導入されたが[1]，最近「強化積極」精神医学の徴候として再びここかしこで採用されるまでは，多くの個所で眠り込んでしまっていたようである。私たち自身，さまざまの事情によりこれをはじめることができなかったが，ウエストファーレンの他の

1）施設教育長 Oskar Müller-Sonnenstein の治療および看護施設における施設教師の任務．Allg.Zeitschrift für Psychiatrie．80巻，1924年，126～132頁参照．

施設（Eickelborn, Aplerbeck）から聞いたところによると，非常によい結果が得られており（正しい教え方が前提であるが），軽い知的障害，精神病質，また緊張病の患者も熱心にこれに参加している。また他の方法では手に負えなかった多くの若い緊張病患者を，皆と一緒に運動練習させることにより，拒絶的強硬から引っ張りだし，回復させることに成功したとのことである。

　計画的に作業療法を行なうと，あまり小さくない施設ではたちまち適当な仕事をあてがうことが難しくなる。患者の作業力が始終不足するという施設では，多くは健康な者の活動が欠けているのである。患者が貴重な労働力となっているからといって，退院または他の施設にやりたがらないのは，治療の貧弱を証明するものと知るべきである。施設での治療の目的は，まず第一に病状がよくなって，少なくとも人との交際のよくなった患者を退院させることである。そして教育した患者が仕事ができるようになって退院するたびに，他の患者を格上げするための席が空くことである。それゆえすべての積極的施設の治療は，最近さかんに言われる「早期退院」，およびそれと関連した外来治療と密接にかかわりあっている。精神病院は，その気さえあればどれだけでも向上できる。長期入院はかなりよくなった患者にはもはやなんの利点もなく，私たちがいかに努力しても患者の意志と力を鈍麻する。なぜなら施設にあっては生存競争における全責任を自分でとるということが行なわれず，甘やかされ，「面倒をみられる」ことに患者が慣れてしまうからである。

　退院がなんらかの理由により問題にならない多くの場合，すなわち人との交際もよくなり，規則的活動にも慣れ，少なくとも直接の施設看護がなくてすむ患者は，拡大家庭看護で代行される。

　施設内では，正気づき，精神的にも肉体的にもしっかりした患者に仕事を見つけるのはもっとも簡単である。家事，工場，農業，また患者看護の助手としていかに使えるかは，上述の通りである。できれば患者は自分自身の世話をやくのみならず，また健康な者の仕事を代行すべきである。自分の力に応じ，自分の生存負担の一部を負い，それにより一般の負担を軽減するのは，国として必要なるのみならず，患者の人間としての価値に必

要である。患者の中に眠っている労働力をこのように利用することが，専門の職人や労働者の収入の糧を減らすことになるという反論は誤りである。私たちが病院や施設を建てるのは健康な職人の世話をするためではなく，患者が再び働けるようになるのを助けるためにほかならない。

＜農耕作業＞

広い土地があれば患者の作業は容易である。しかし単に農業の原則によって広い地所を経営すると，1,000 ha では1,500名の入院患者に仕事をあてがうのに十分でない。穀類や馬鈴薯を植えた広い土地は，作業療法には比較的少ししか役に立たない。地所は「精神病院的」に経営されることを要し，農業および経営上の利害と患者作業の利害を一致させるのは当該職員の腕である。栽培するものの内容をできるだけ多岐にし，わずかの空間で多くの仕事ができるような栽培を採用するのが，この場合目的にかなった手段である。大規模の野菜，果樹，苺類の生産，樹木，鑑賞用植物の栽培も有利である。養蚕を行なうため，桑の栽培が施設で何回も試みられたが，このような試みが長く成果をあげたとは聞いたことがない。これに対して，キヌヤナギや線維植物の栽培はよい成果をあげている。ことにつくったものを自分の工場でさらに加工することができるのでよい（バスケットづくり，材料の選択，紡織）。

＜土木園芸および手工業＞

精神機能のほうはだいぶ低下しているが，体は丈夫な患者には，土地改良作業がきわめてよい。溝掘り，干拓，凸凹の土地の地ならし，土運びなど。この場合，賃金労働力ではできない仕事が，精神病院の過剰にある労働力によって行なわれる。このような土地改良作業は，国，市町村また個人の土地所有者も，相応な報酬を支払わせて引き受けさせられる。病院から相当離れた個所でも（30km以上），住居用バラックと自営の賄いを備えた「派遣班」により，このような仕事の実行は妨げられない。週2回の医師の往

診は自動車で容易に施設から行なわれる。

　ぜひ居なくてはならないのは信頼できる看護者で，それは決まった「勤務時間」など問題にせず，独自の使命に自分の全人格を捧げる人である。また2,3名の程度のよい患者がこの看護者の助けをしなければならない。

　施設の土地が広くない場合には，農業の代わりに園芸が行なわれる。施設の庭園，散策場所が，いろいろな患者に多くの方面の仕事を提供し，1つの飾り仕事にも発展する。個々の病棟の散策用の庭を園芸（移植，さし木等）に有効に利用し仕事をたくさんもりこんだが，これには程度の低い，あまり単独行動の許されない者も一緒に従事させて非常にうまくいった。まさにこれらの程度の患者の仕事を見つけるのが，施設の経営上もっとも難しい任務の1つなのである。うまく軌道にのせ走るようにするには,所長，医師および職員が創作力，活動力，熱意を出しあわねばならない。知能も活動能も低下した患者も，小さな個々の規則的仕事は「仕込」"abgerichtet"まれる。（この表現は「慣らすこと」"Gewöhnung"の特例，すなわち精神的独自性がないのだから，この力を借りることなしに慣らす意味にほかならないが，あえてこの表現を用うるのを厭うべきでない。）ごく限られた個々の仕事だけをさせれば，多数の患者を作業に参加させられるが，それは十分目標を定め辛抱強くやらねばできない。

　上述の「家内工業」は施設自体の需要では継続できないであろう。また施設の職員，従業員のための患者の賃仕事 ── 例：家事（患者自身のためにも非常に役立つ），庭の手入れ，手作業，仕事場でのちょっとした仕事等 ── はたいした足しにならない。どうしても近くの工場から仕事の注文をとることとなる。採用されるのは手仕事だけであり，これもその工場や状況により，非常に異なるであろう。問題となるのは，ある程度規則的に注文をとることができ，患者，その中でもとくに能力の相当低下している者に仕事が与えられる状況を保つことである。紙，および糊づけ作業，たとえば袋や紙箱づくり，簡単なバスケットづくり，足ふきづくり，そして小金具工場，引き手（ドア等の）工場のための簡単な仕事の下請けその他をあげるに止めよう。ほとんどいたるところで私たちは機械に対し手仕事で競争しなければならないので注文を確保するのは容易でないが，工場主

第1章　臥床療法から作業療法へ

のなかには好意的に引き続き注文をしてくれるものもある。

　経済的にはすべての作業でたいしたことはない。自由労働市場と競合することはほとんど問題とならない。というのも私たちの手仕事で外部の手仕事と競合するのではなく，大部分は機械と競合するからである。しかしこのような仕事での賃金が，勤勉な患者のねぎらいとなるには全く不十分なものであっても，能力の低い患者に作業をさせることができることそのものを，私たちは喜ばねばならない。

　私たちの家内工業では，正常の賃金労働力では採算のとれない分野の仕事も行なわれている。たとえば ベーテル Bethel 施設（「廃品回収」で数十年来大規模に行なわれているあらゆる種類の古物の選別・加工・再販，使用済み封筒の転用，古紐その他の加工がこれである。それで得られるものがわずかであっても全然ないよりはましである。

　忘れず付言しておきたいことは，この場合（大部分の他の経営系統でも同じことであるが），職員や部外者のために働いて得た患者の現金収入は全部患者自身に還元され，特別の控除（運営費によるものでない）や飲食に費やされないことである。施設自体，施設のためになされた仕事のいわば報酬として，入院患者一人15マルクを毎年その目的に支払っている。

　患者の福祉，退院の可能性におよぼす作業療法の作用，施設の負担軽減，施設経営経済については一緒にして，この研究の終わりに私の見解を述べよう。それらには作業のほか，「積極的患者治療」の本質に属する諸要素が決定的影響をおよぼすので，まずこれらの要素について述べなければならない。

2 作業環境

1 環境の作用

　入院中の精神病者を脅かし，私たちの治療がたえず対決しなければならない三大悪は，患者の無為と，施設環境の劣悪さ，原則的に患者が無責任であるということである。この3つは密接不可分に結びついている。患者を無為の状態にしておかぬことが，どれほど施設環境を改善するかを第1章で述べたが，基本的な無責任さを計画的に廃絶することはまた，同じような効果がある。

　作業の有意義性と同様に，精神病に対する環境の作用も，以前から精神科医に気づかれていたし，最近再び見なおされていることである。しかし心理的な病像の発展におよぼすその重大性については，実際の病院治療のうえではまだ十分に評価されていない。私の論述は根本的に新しいものではないが，より積極的な目的を意識したやり方によって，これまでは少なくともどこででも到達できるものではないとされた多くのことが，達成されるようになるということがわかるであろう。

　施設に収容された患者はどんな環境に直面するのだろうか。まず病院の構造があるが，この10年間にその点では大きな改善がなされた。もちろん各施設で著しい差異があろうが，たいていの居室と寝室は，取り扱いのむずかしい不穏な患者の病棟でも，一般病院あるいは普通の住居とほとんど同じように快適で，衛生的にも問題がない。明るい色彩，絵画，花，趣味のいい調度品，カーテンなどで施設らしさの印象をやわらげようと努力されている。

第 2 章　作業環境

　疑いもなくこれらの外面的なものが，住む人の気分に作用しないはずがない。私たちは親しみのある快適な境遇では，暗い無味乾燥の中にいるよりも快く感ずるではないか。精神的な弱者や精神病者は，病気のために多かれ少なかれ自分で自分のことができなくなっているので，生計をたてるためにいつも忙しく働いている一人前の健康人より，はるかに気分に支配され，外部の影響を受けやすくなっている。教養の低い，倫理的に（素因的にあるいは教育不足や精神疾患のために）程度の低い人も，美しい親しみのある —— すばらしい —— 環境におくと，全く無意識のうちにきちんとしてくる。すなわち環境が「彼を染めあげる」のである。このようなことはあらゆる施設で経験されており，非常に非社会的な患者の病棟でも，「患者の破壊的な狂乱」を以前のように恐れずに，大胆に調度品を備え飾りつけを行なってきた。

病院の病像

　15 年来私たちは，非社会的な女子患者のための入院観察病棟で，薄いシルクのカーテンを窓にかけ，たくさんの明るい花の鉢をいたるところにおいてきた。新入院のまだ治療を全く受けていない，騒々しい暴力的な患者が，この（30 〜 40 人の患者のいる）病棟で働いているが，これまで，ただの一度もカーテンがわざと引きちぎられたり傷つけられたりしたことはなかった。花の鉢にいじわるされることはごく稀に（病院全体で年に 3 〜 4 回）はある。たしかに今日でも破壊的な傾向をもった患者がときには何人か見られるが，これらの患者でもきれいな親しみのある飾物を傷つけることはほとんどなく，日常の用具（椅子，什器），窓ガラスや衣類，ベッドカバーが対象になるだけである。

　しかしこれらの環境における無生物の影響は，患者が家庭にいるのと同じように始終一緒に暮らさなければならない人たち，なによりもまず患者たち，またかかわりのある健康人，医師，看護者によってつくられる環境と比べると，その重要性は全く失われてしまう。健康人の働きについては，治療との関係でこのあとしばしば言及するつもりである。患者たち自身によってつくられる環境は —— 少なくとも入院観察病棟に関するかぎりでは —— 第 1 章ですでに簡単

に概観しておいたが，ここでそのことを詳論する必要がある。ここではわれわれがそのための治療法を求めている「病院の病像」が問題だからである。現在の疾病のできるだけたしかな知識，しかもそれが治療がほどこされていなかったり不十分だったりしたときに，どのように病像が現われてくるかの知識が，われわれの目ざす環境療法の確固とした基礎となるであろう。

狂躁病棟の中

　数十年前の精神病者の看護に戻って，およそ25〜40人の患者のいる「狂躁病棟」のデイルームに入ってみよう。すぐに何人かの患者が興奮して医師に向ってくる。Aが始める。「外に出してくれ，こんなところにはいたくない……」，声の調子は次第に高くなり，さらに興奮してくる。なだめようとするほど興奮はひどくなる。Bがわめきながら突進して来て哀願する。子供が地下室に座っていて拷問にかけられる。泣き声が聞える。やっと一言言うか言わぬうちにAの拳をくらってよろめいてしまう。わめきながら隅のほうに戻っていく。Cが大きな声でだんだん口汚なくののしりながら割りこんでくる。職員は苦労して喧嘩の相手を引き離す。Dが不意に医師の後から抱きつく。このエロチックな奇襲が他の患者から，粗野なキンキンした笑いで迎えられる。隅のほうから不機嫌な表情で座っていた妄想患者Eがはじめは低い声で，それから早口に調子を高めながら呼びかける。「また豚野郎が来た，人殺し……」（口汚ない雑言があふれだす）。騒音と混乱が次第に大きくなる。今まで静かだったFが攻撃と悪口に加わり，医師に向ってくる。緊張病患者Gがはじめはまだ黙って沈み込んで座っているが，ついに動きだし言葉にならぬ叫び声をあげたり，皆の騒ぎを少しでも助けるために机を打ち叩く。医師が一人の患者と穏やかにまとまった話をすることは不可能であり，そこに長くいればいるほどその存在は騒ぎを大きくする。やむを得ず，その「回診」はできるだけ早く切りあげることになる。

　なんとしばしばこのような状況で途方にくれて，ひどく興奮した患者たちにスコポラミンの注射をやり，隔離したり持続浴を指示したりしたことであろう。

第2章　作業環境

患者の興奮の連鎖

　第二のいくらか静かな病棟を見てみよう。ここでは特定の患者に不意打ちをくわされたり押えつけられたりはしないと考えよう。医師は何人かの患者に働きかけ始める。まず挨拶は親しみを込めて返されたり，あるいは無関心にためらいながら返され，質問に答えて，いろいろな希望，多くは退院の希望が出される。Götz v. Berlichingens というよく知られた挑発的な言葉（「嫌だよ」とか「ごめんだよ」－註訳者）で挨拶を返し，それにいろいろ不潔なことを結びつけるHに出あって，医師は同室者の忍び笑いの渦に巻きこまれる。Ｉは医師に会うのを避けて，あきらかに不機嫌な様子をしながら次の部屋 ── とくにそのためには便所が好まれる ── にかけ込み，ドアをバタンと閉めることでその不機嫌を表現する。ここでも医師がいるあいだ中，不穏状態は増加する。最後にそれまで自制していた患者が，興奮した気持を抑えられなくなって躍りあがり，激しい怒りの表現で医師を罵倒する。ちょっと前に，自分がいらいらしたために他の患者とやりあって看護者に仲裁された喧嘩がむし返される。医師がなだめる機会を見つける暇もなく，患者はだんだん感情をたかぶらせて，突然激しく怒号しながら近くの窓に突進し，ガラスを打ち砕き，腕にケガをしてひどく出血する。動物のようにほえながら次の部屋に連れて行かれ，最後にスコポラミン注射で平静に戻って包帯をされる。

　部屋全体に発生した不穏状態がやや静まりかけているとき，若い緊張病患者Ｊが突然泣きだす。「お母ちゃんのところに行きたい，家に帰りたい。」だんだん泣くような調子で何度か繰り返したあとで，しつけのよくない小さな子供のような大きなわめき泣きになる。それは ── やはり子供のように ── ときには何分か，放っておくと半時間も続く。もう一人のこれまで黙って緊張して座っていた緊張病患者Ｋが，全く不意に原因もないのに，傍で手仕事をしている，人のよい不安抑うつ患者の顔に手打ちをくらわせる。看護者が急いで行ってこの暴行が続くのを止める。完全に怒った暴行患者がすさまじくののしり打ちまくりながら抵抗し，看護者の髪の毛をつかむ。看護者はそのわしづかみの手を開かせることができず，もつれあって荒れ狂う患者とつかみあいをやる。医師がやって来て，男の力でやっと患者の指を1本1本開いて，患者につかまった看

護者を放す。前には少なくとも週に2～3回は，女子病棟でこのような手助けをする機会があったものである。若い医師は皆このようにわしづかみにした手を，できるだけやさしく，しかも確実に小指から順々に開いていく技術を身につけていた。

　次の部屋では2人の若い患者Lが掃除をしている。彼らはとても機嫌がいいように見える。できるだけ大きな音を立てて，全くむやみやたらに机と椅子を端に押しやったり投げたりする。わざと音を立ててやっているのははっきりしており，それは音がとくに大きくなるとばかげた大笑いを交えることから明らかである。いつも一人がもう一方をしのごうとする。その間に精神病質的な元街娼が，野卑なエロチックな内容の歌を独唱する。まわりのものは慣れてしまっているので，誰も構わない。誰かがなにかいうと罵倒，脅喝やロクでもないことがいろいろと返ってくるだけである。一人の内面的に不穏な患者Mは，野生の動物が檻の中でやるように，あちこちと走り続ける。他の弱々しい患者が，通りすがり，体にふれたりすると，乱暴につきとばされたり叩かれたりしてふらつき，しばしば転がってけがをする。弱々しい抵抗力のない患者の顔には，こんな病棟ではしばしば血が滲んでいた。

＜患者同士の虐待＞

　精神科医に敵意をもつ新聞が，患者からの申し立てや病院の従業員から聞いて，精神病者に対する虐待について報道することがある。その報道がもしすべて真実であるとしても，根本的な改善に成功していない「病院環境」の中で，患者たち自身がお互いに身体的精神的に始終虐待のしあいを今後も続けるであろうことに比べれば，とても問題にならない。周囲の者に対しまるで悪魔のようにふるまい，その環境をこの世の地獄に落とし込む入院患者（とくに精神病質，精神遅滞やてんかん，その他緊張患者や妄想患者）を知らない精神科医があるだろうか。興奮性，抑制のない感情，暴力，煽動や罵言，誘因のないあるいはわずかな誘因で起こるあらゆる調子の悪罵は，朝から夕方まで，ときにはしばしば夜中までも全体を支配し

第2章　作業環境

ている。

　この病院環境の粗暴な騒々しい状況に，それほど悪気のない大群の狂気が加わる。すなわち緊張病者や妄想患者の強硬性，拒絶，看護に対する抵抗，常同的な姿態や運動，まとまらぬ談話と行動などである。その他，抑うつ患者の勝手な号泣，悲嘆，その不安な落ち着きのなさ，さらに走りまわってドアに殺到したり，衣類を脱いで引き破ろうとしたり，動物的な表情で，不潔に床や部屋の隅っこや机の下にうずくまったり，這いまわったりしようとするなど，いろいろな荒廃状態がある。

　一番決定的なのは，起床，洗面，着衣と就寝のときであり，そこにあらゆる葛藤と摩擦の機会が集まる。食事時も同様である。

　食事が運び込まれるや否や，何人かの患者（いつもきまった患者。家にいるときからきちんとした家族や食事の場面の中で生活していたとはほとんど思えない）が悪口を言い始め，まわりの者の食欲をなくさせてしまう。食事の態度はしばしばこのうえもなく不潔で，これもまた他の者の食欲をなくさせる。皿の中のものを手づかみにし，ときには隣の人の皿にまで指を入れて，とくにうまいものを漁り，パンや与えられた添え物をお互いに取りあう。ときには気に入らぬ食事を全部皿ごと部屋中にまきちらしたり，看護者の衣類にぶっかける。要するにここでも，興奮と喧嘩となぐりあいが始終一触即発の状態にある。

　以上で，私たちの「狂躁病棟や準狂躁病棟」でしょっちゅう起きていた不愉快な状況の報告を終わりにしよう。

　私が誇張して例外的に見られることだけを述べたり，そうしばしば起こっていないことを集めたというわけではない。専門の同僚たちはこのほかなお多くの状態をあげることができよう。すべては非社会的な，治療の手のつけられない精神病者の環境に典型的なものであり，私たちの昔の病院で日常的なものであった。上述のようなことが，いろいろな組合せで，ほとんど毎回の回診のときに経験された。

　私たちはこれを，精神疾患の本質から直接に発生する避けられないもの

と単純に受け取っていなかったであろうか。日常的な暴力事件に対抗できるように、看護者には力の強いことを求め、医師にはいつも多少とも興奮している患者と毎日一緒にいてもまいってしまわない、たくましい神経を要求しなかったであろうか。病院活動の重要な原則として、年長の精神科医が、まだ若かった私にこう言ったことがある。「患者は決して自分の後ろに行かせて、見えなくしてはならない」。狂躁病棟の危険の中で日夜激務に携わり、患者の面倒をみたお返しとして、ほとんど毎日うける平手打ちの数々やその他の非行を不平も言わず、しばしばユーモアさえもって耐えている多くの看護師の驚くべき献身と沈着さに、私たちは何度感嘆したことであろう。ちょうど若い技術者が機関室や精錬所の喧騒や危険に接するのと同じように、私たちは若い医師として一定の誇りさえもって、このあまり美しいとはいえない情景に親しんではいなかったろうか。

＜患者の災厄＞

　以上に述べてきたようなことを、昔の思い出として語るだけならば余計なことであろう。たしかに患者の非社会的特性の治療や緩和のうえで、病院精神医学は年々進歩してきた。治療法は、開放療法、臥床療法、持続浴療法、薬物療法や作業療法など次第に多面的になり、おのおの完成されつつある。しかし、各病院の間には著しい違いがある。違いは実際に実現できたことだけでなく、実現できる、あるいは努力に値するとしていることについても言える。今日でもまだ上述したような不穏な情景は病院でしばしば見られ、どの病院もそれを完全に除き去ることはできないであろう。きわめて巧みな治療であっても、それを比較的わずかに抑えることができるにすぎない。いついかなるときもそういう情景は起ころうとして待ち構えており、医師や看護者の側の注意と理解がほんのちょっとでも緩むと、災厄は速やかに昔の形に盛りあがってしまうのである。

　医師という立場では、このような病棟と密接に接触できる時間はほとんどなかったし、現在でもそれは変わらない。看護者にも回復と休養の時間があり、気分転換のできる休暇や休日がある。だが、このような情景から

第2章　作業環境

夜も昼も，来る週も来る年もいっときも逃れられないのが，私たちの患者の大部分なのである。心の平衡，内面の落ち着き，要するに治癒あるいは軽快を求めて，私たちに身を任している患者である。彼らがこんな環境に始終さらされながら，それに耐え傷つかないための哲学的なあきらめや，懲役の中のユーモアの心を育てあげるなど，きわめて稀であろう。

　私たちは今や，精神病者が前に信じられていたほど，これらの環境に対して無関心でも鈍感でもないことをとっくに知っている。新しく入院した患者の手紙の中にしばしば見られる，次のような表現を知らないものがあろうか。「ここにはいられない。私はこんな環境にいるものじゃない……」「医者や看護師は親切だけど，患者が……」。それから上記のようなことを訴える記述が，常同的に長々と続くのである。もし私たちが次のようなことを付記して説明するならば，このような手紙を受け取る家人にとって慰めになるだろうか。「あなたの……の状態は，なかでも困る患者の一人ですから，不穏患者のための観察病棟に入る必要があるのです」。きっと誰でも言うだろう。こんな環境でいったい興奮した患者が静かになれるのだろうか。そしてまさにその通りなのである。

　患者はその精神的素質と病像に従って ── 主観的にも客観的にも ── この周囲の影響にさまざまに反応するだろう。体験に対していくらか整った感受性をもっている者，あるいは ── 多くの病型に必然的に伴うように ── 感受性の亢進している者は，ちょうど同じ状況におかれた健康人がそうであるように，反感，嫌悪，不安，不満，絶望を感じるに違いない。そこで演じられる喧嘩と紛争にたえずさらされることによって，刺激性はますます亢進する。自制心からかろうじて耐えている患者も，はじめはときに応じて，それからだんだん頻回に，最後には毎回，そこで繰り広げられる激情にのみこまれてしまうであろう。周知のように，感情の刺激性は生理的限界内では発散の頻度につれて亢進する。

　精神的に低下した患者は，すぐに不快な環境に慣れ，適応し，他の患者のするのを見たり聞いたりしてまねをするようになるであろう。「某がしてもいいなら私だっていいはずだ」とか，「皆が騒ぐから私も静かにして

いることはない」。このような言いわけは, 非社会的態度の患者を叱るときに稀ならず聞かれる。

　患者たちが他人の悪を引きあいにだすのは, —— おそらくどの病院でも —— ごくありふれたことである。食事やお互いの交際で, また清潔や作法で, 悪いふるまいが一度勝ちを制すると伝染するように働く。とくに下品な言葉づかいや罵言などであり, これは幼児にもよく見られることである。

　きわめて非社会的, 不潔で精神荒廃した患者は, しばしば「動物的な」と言われる。この表現は正しいかというと —— 動物にとって —— 侮辱であろう。なぜなら自由に成育した自然界の動物は, 多くの精神病者がするような, 汚ならしく, 騒々しく, 他に迷惑のかかるようなバカげたふるまいはしない。そんなふるまいをする動物は, 自然界では速やかに絶滅するだろう。たとえば夜中に騒ぐものがあれば, 皆の注意を引き, 集まってきてこの邪魔ものをやっつけてしまうだろう。

　それに反して, 非社会的精神病者の態度には小児や幼児を思わせるものが強く存在する。ただ子供ではまだ体力や生活の知識, 経験を自由に使用できないし, すべて幼稚で罪がなく, あまり暴力的でないという違いはある。このような患者は周囲の障害となり, また自分自身に役立つような目的追求を自由に行なうことができない。その他（しつけの悪い）子供のように, 抑制のない感情興奮性, 他人への顧慮の完全な欠如, 外部からの影響に対する激しい反抗があり, 好んで悪いものの模倣をし, また弄糞, 食糞にいたる不潔への傾向がある。大人の精神病者の罵言や暴行は, 子供ではひどい癇癪の叫び, 泣きわめきのように現われる。

　ここでいう「子供」には「しつけの悪い」という言葉をつけ加えておかないと, 比較が妥当なものにならないであろう。しつけの悪いことが, 子供でも精神病者でも非社会的行動の基礎となっている。人の, また精神病者の共同生活に対するしつけの重要な意義と, その影響の大きさをつかむためには, よく知られたこと, よくよく知られた周知のことに立ち返ってみなければならない。

第2章　作業環境

＜個体と環境＞

　私たちが世の中で遭遇する種々の現象は，その本質と，現われるときの条件の所産である。それは生命のあるものにも，生命のないものにもあてはまる。たとえば水素の化合物である水の本質には，その化学的物理的特性や変化の可能性等が属している。蒸気としてであれ，液体，すなわち水や塩溶液の成分としてであれ，その現象型は種々の条件（温度，圧力，他の物質との共存やその他）によって決まる。無生物の物理的化学的特性は確定していて，環境に順応して変化することはない。したがって物の本質とその現象型の関係は，ここでも確固として不変である。何百万年前にそうであったのと同じ条件の下で，水は氷や蒸気になる。

　それに対して生物は順応性がある。そしてそのとき優勢な，常に変化する条件に順応して不断の変化をうける。生命のあるものはすべて，いろいろの条件の下に生存してその影響をうける。動物でも人でも，出産とともにあるいは卵からの孵化とともに，独自の存在となる生物はすべて周囲と関係をもってくる。これはまだ若い生物にとって，あるときは好都合で有益であり（両親の保護，栄養，温暖等），あるときは不都合で有害で危険（外敵，栄養不足，冬等）である。個々の生物はこうして，その環境での快・不快，あるいは心理学的な快感・不快感と結びついたいろいろな経験をしながら「環境」に「反応」する。一方ではその条件に順応し，一方ではまた影響を及ぼし，場合によっては身を引き（逃避），好都合なものを求める能力をもっている。すなわち環境と「交互作用」をするのである。この交互作用が決定的に規定されるのは次のことによる。

　（a）自身やその種族を，環境に対して維持し，確立し，繁殖しようとする生体の努力によって。環境との闘いに負けたくなければ，自分にある力を完全に利用し，その能力を常に最高に使う必要がある。

　（b）快感を求め，不快感を避ける生物個体の努力によって。

　（c）人間的文明開化的影響によって腐敗し，歪曲されていないかぎり，すべての生物で認められる論理 Logik（"Logos" 英知）によって。

　個々の生体の生存の利害は，たえずいたるところで交錯する。それゆえ

自然界では,環境はほとんど常に敵対的であり,対環境関係はだいたい「闘争」である。「生存闘争」であり,「種族維持の闘争」である。常に（生物学的に）強いものが生き残り,種を伝えうる。周囲の世界は無情な論理で弱い者,不注意なもの,不適なものの生存を否定するということで反応する。すなわち個体の死は,生存に必要な事項を実行しないために生じる論理的結果「環境の論理的反応」である。

　他方,一般に自由に生活している動物は,死なないためにそうしなければならないという単純な理由から,環境条件に論理的に反応する。自然の条件下で生きている動物は,自分の生存と繁栄のためにたえず責任をもっており（その重さについて私たち人間は正しい観念をもたないことが多い）,その責任は残酷にも,単純な二者択一,「適応か死か」に尖鋭化する。この責任はその生物学的関係において全く客観的であり,したがって主観的な認識と意識,「善」「悪」概念とは全く無関係である。それは全動物にあてはまり —— 植物界にも —— 人類にもより深くあてはまる。生物の行動や能力,またその破局も,それ自身の働きと論理的に関係しており,目的に一致した環境に適応した場合だけ快感をもたらし,結果として種を保存し助成するように働く。適応しなければ,必然的に直接間接に,個体や種あるいは両者の不快感,損傷,破滅にいたる。

＜適　応＞

　個人は多くの場合,種族や民族共同体に結合してはじめて,自己の存在に多くの保護と保証を見いだすことができ,生存と死に関連した自己の責任は軽減されるが,他方ではまた新しい適応,共同体生活の要請に適応することを余儀なくされる。こうして文明が進むにつれ,生存それ自体は容易になる。しかし,自然の生存闘争ほど残酷ではないとしても,環境条件は複雑で多面的になり,ある条件下ではしばしば生存は難しいものになる。文化と文明は自然からの離反を意味し,それは個体に直接わが意を通そうとする本能,衝動や感情の抑制を要求する。共同生活では個人が従わねばならぬ風俗習慣があり,周囲への配慮や法律を守らねばならないし,彼自

身がその繁栄を頼りにしている共同体を崩壊させてはならない。この順応は，自由奔放，野性的な直接的自己利益と，快楽の追求を志向する自然の素質に反するものである。

＜教育と適応＞

　教育をうけずに自由に成長した子供は，完全に非社会的に育つであろう。極度に利己的で，周囲やその利害を顧慮せず，自分に都合の悪いものはすべて拒否し，残酷で，あらゆる感情，憤怒，激怒に抑制がない。広い意味の教育により人ははじめて秩序ある共同体に適合し，その利益にあずかる能力を与えられる。この教育の目的はそれゆえ，一方では社会の秩序ある状態と相容れない素質，傾向，性状の抑圧，制止，克服であり，他方では秩序ある共同生活に必要な能力，体力や反応様式の発展と強化である。

　文明はその発展過程の中で，自然界における生物の存続発展を可能にする唯一の論理的な，それゆえきわめて有効な力を次々に放棄してきた。それはすなわち，生存条件に合わないすべてのもの，有害なもの，弱いもの，不完全なものを除去する力である。そして私たちは現在，この自然の清掃過程の最後の遺残まで完全に排除しようとしているが，常に頭にとめておかなければならないのは，たとえ排除されずとも，不適応は個人にとって，適応よりも明らかに不快かつ有害な結果をもたらすという事実である。社会や家族，国家等は，私たちの行為にはっきりと反応するものであり，個人の非社会的な行為は許さないという事実である。

　賢明な親をもった乳児は，夜中に泣いて安眠を妨げれば，快よい愛撫をうけたり，いつでも母の乳房にありつけるのでなく，おそらくすぐに離れた部屋に移される。このように家族の寝室から小さな妨害者を遠ざけたり，大声で自己を主張する人間を無視することは，2つの働きをもっている。すなわち1つは直接に眠りを妨げられた両親を安眠させ，1つは間接に妨害者自身の ─ 教育の ─ ためである。乳児は快適な結果を得られなければ，人の邪魔になるような習慣を止めるか，あるいは最初から全くそんな習慣をつくらないだろう。子供の「教育」はすでに出生の日に始められね

ばならぬということは，フロイント W. A. Freund がもう 40 年も前に，産科の講義で教えた古い教訓である。少し自立してくると子供は，敷居につまづいたり，滑らかな床で足をすべらせ，気をつけなければ机の角に頭をぶつけ，暖炉は熱いこと，いじめると猫はひっかくということを経験する。しかしこの不愉快な，しばしば痛みを伴なう経験の連続によって，子供は世間のいろいろな危険の中で注意すべきことがわかって，それを避けることを，要するに環境条件に適応することを学ぶのである。自分の日常の安寧の責任は自分でもつようになる。

私たちの人生は一貫してこのような経験をし続け，最後まで繰り返し新たな経験をする。この実際的な経験の他に，人間の文明においては，その行動が社会的か非社会的かに従い，教育的因子として，警告や処罰の戒めがある。たくさんの文字になった法律や，文字になっていない掟に囲まれ，それなしでは安全な社会生活は全く不可能である。「……違反は……の刑に処する」という，こんな脅かしが明文化されていない生活分野でも厳存しているのであって，民法，産業法の規定や取引上の慣習を無視すれば，いろいろな不利益や不快なことをうけたり感じたりするであろう。

場合によっては実際に生ずる不利益や不快のためにこそ，法律や慣習の有効性が確保されることを経験は示している。たとえば運転規則を守るのは，他の人を危険にさらさないとか，その他の利他的な動機からでなく，それを守らずにつかまると，3～5 マルクあるいはそれ以上の罰金をとられるからにすぎなかったりする。

公益に対する認識を規準として行動していると，胸を張って言える高い道徳的水準にある人はごく少数であろう。一般にはだいたい社会的行動からは利益を，非社会的行動からは不利益をうけるという見込みと経験が規準になっている。美徳に対する観念的な称賛では，美徳を行なう人間は少ない。美徳を行なわせるには，現実的な利益を促さねばならない。現代の文化生活には，不快からの逃避と快への努力の両極がなくてはならない。宗教さえそれなしには滅んでしまう。すべての宗教にこの世での行為の報酬として，なんらかの形で天国と地獄がある。

第2章 作業環境

直接的経験と間接的経験

　個々の経験はすべて「直接的」か「間接的」か，その生ずる方向から考えて「個人的」か「非個人的」かであり，この違いを認識しておくことは私たちの観察にとって意味がある。

　簡単な例。気をつけないと衝突して痛い目にあい，転倒し，熱い暖炉で火傷するという子供の経験は「直接的」であり，疼痛感覚は時間的場所的原因的に直接自分の不注意な行動から生じ，その間に特別な精神活動は介在しない。そしてそれは無生物との関係から生じるので「非個人的」である。他の生物との経験でも「非個人的」なものがある。たとえば動物や交通の危険，法律や慣習から受ける自分への反動作用の経験などがそうである。

　「個人的」なものとしては主として，一定の他人との出会いや交際からうける経験がある。これにはまず両親や学校などによる影響，狭い意味で「教育」と総括されているものがある。教育の中で領域を拡げてきているのは「間接の」経験である。その中ではもはや直接的な自分の経験ではなく，時間的場所的に離れた外国の経験，あるいは一定の条件の下で予知され警告され教示される経験がある。たとえば子供への注意，「通りに出ると車にひかれるよ」とか，「カールちゃんはフリッツがつまみ食いをして叱られるのを見る」—— ホフマンの「ストルーベル・ペーター」（童話の絵本—訳者註）—— というような多くの童話やお話は，間接的経験が子供に最初の警告的教訓として働くことをしめすものである。学校教育はもっぱらこの間接経験に基づいている。

＜自己教育＞

　学校で教わり，学んだことをわがものとする最高の形のかたち，生涯を通じて続く自己教育について考えよう。私がある機会に述べた「周囲の事実をはっきりと認識し，その事実に適合しようとする意志と力が文化人の条件をなす」（1927年，第2回ナウハイム Nauheim 精神療法学会報告，139頁）というのも，このことに関係している。しかし（精神的に健全な人でも）明瞭な認識と意図が社会生活への適用に決定的な役割を演ずるのは，

一部の，ごく限られた範囲の中でだけであり，また，それが問題になるのは，間接的経験が役立つことに関してだけである。直接的経験では話は全く違ってくる。直接的経験による適応は，私たちが知るよりずっと多く意識下で起こっている。それはまさに，認識や意識に全く関係のない生物学的な過程である。「生命の内密の工場では常に，脳の意識なしに仕事が続けられている」（コーンスタム Kohnstamm[1]）。

＜訓練と習熟＞

人の社会生活への適応で非常に重要な役割を演じているのは，訓練と習熟である。その場合もまた思考や意識とほとんど無関係な，基本的生物学的過程が問題になる。中枢神経系で一度起こった1つの過程，あるいは時間的に経過する過程の連鎖は通例「軌道」を残す。すなわち同じ前提が繰り返されると，同じ反応と同じ過程が最初のときよりも容易に確実に生ずる。そして反復が多いほどなおさらそうなる。明らかに「開通した」反応方向（「方向」はここでは場所だけでなく時間的な配列をも示す）での抵抗は，他の新しい方向よりも少なくなり，それゆえ中枢神経系は優先的に「慣れた」軌道で反応する。

こうして私たちは一定の運動や行動に習熟し，しばしば反復操作（たとえば，ヒゲ剃り，歯みがき，ナイフやフォークの使用など）を習慣的にいつも同じように行なうようになる。その際，注意と思考は遮断されているので，行為の直後にはなにも覚えていない。多くの技術，自転車乗りやその他のスポーツ，楽器の演奏の習得に際しての練習の意義を考えてみるがよい。こんな技術はすべて意識的な観察，思考から全く束縛されなくなったときに，はじめて「物にした」といえるのである。私たちが自転車を全く無意識に「本能的に」操縦するときに，はじめて本当に乗れるのである。

そして，とくに音楽ではもっと重要なことが観察される。すなわち練習で間違いをするとこの間違いが簡単にとれなくなってしまい，繰り返すよ

---

1) Heisler "Dennoch Landarzt" より引用。

うになる。このことはすべての単純で平凡な日常的な操作や，身体的機械的仕事，行ないや礼儀作法にあてはまるだけでなく，あらゆる種類の精神的営みや，とくに私たちがある人間の「人格」「性格」といっている反応型のコンプレックス全体の発展にも，さらに宗教，倫理のような大きな人生問題や，政治や社会的問題の考えや全体的な見方の発展についてもあてはまる。

　敬虔なカトリックの家に成長したか，あるいは新教，あるいは真のまたは表面的な自由思想の家庭，プロレタリアートの立場をとる労働者，官吏，将校の家庭に成長したかにより，人生について全く異なった基本観念ができあがる。これは後に自分の省察によって改めることは難しく，そのためには内面的な闘いが必要である。若者や子供に決定的に伝えられるのは，家族の全体の雰囲気である。子供が小さいほど，その固有の精神生活の発展段階が低いほど，それだけ習慣の力は強くしっかりと結びつく。そうでなくても，子供は明白な意志や思考がないので，習慣の強力な影響に対して無防備である。他のことでは賢明で教養のある多くの親たちが，子供は本当に自分では考えないものだ，みんなすぐ忘れてしまうんだ，教育は子供が考え始めたときにそろそろ始めればよいものだといった解釈で，子供の精神的な早期発育に無関心にしているならば，それは彼らのとらわれている不幸な誤りである。いつかなにかの中に，性格発展の基礎は3歳で終わるという非常に重要な説を読んだことがある。ちょうど3歳なのか，多少の差があるものかは —— 個人的にも —— 異なっているであろうが，とにかく生まれてから最初の数年が決定的である。

　子供の中枢神経系は，好ましくない誤った反応をできるだけ少なく，好ましい反応をできるだけ多くとるということによってのみ，好ましい方向に向けられるということが，習慣の本質にある。それは理論的には，子供にできるだけ多くの好ましい反応（生命の表現）が，できるだけ早く惹起され，好ましくない反応はできるだけ防止され，少なくともその発現が妨げられることによってだけ可能となる。

　その成果のいかんは，家庭の全生活環境によってもっとも強く規定されるであろう。母親から身体的な要求（摂食，清潔保持，睡眠等）に関して，

理解のある，誠実な，なによりも規則的な世話をしてもらえ，生まれて第一日から静かな親しみのある顔を目にすることができ――「愛」の本質を完全に誤認して――いつも甘やかされたりせず，あるいは――もっとも悪いことだが――あるときは気分に従って甘やかされ，あるときは大声でどなりつけられたり手荒く扱われたりされない子供は，これと反対の扱いをされた子供とは，周囲のものに対する反応のしかたが全く異なったものに成育するであろう。家の中で不和，騒動や口論の多いところでは，それは乳児にまでも反映し，眠りから，あるいは休息から吃驚して起こされ号泣するであろう。他の子供が泣くのを聞いたり，近くで興奮した状況が演じられると，自分も不安げに泣き始めるのは幼児にはよく知られた反応である。こんなことが繰り返されると，子供はだんだん興奮しやすくなり「神経質」で感じやすくなる。

　幼児では，ごく小さな不法や不快に対する大げさな反応に慣らすことも，その習慣から脱けさせることもやさしいということが，よく知られている。というのは，子供は元来はそれほど敏感ではないので，母がやってみせてそれに慣らされるとき，はじめて日常の小さな痛みや不快を大げさに騒ぎたてるのである。それが後にヒステリーや神経衰弱の始まりになりうるのだが，賢明な育児をする家庭では，子供が遊んでいて強く転んだり，頭をぶつけたりしたとき，この痛い出来事に対して，同じような状況にあったときの母のように小さな手で痛いところをさするだけで，別に大騒ぎしないことがしばしば見受けられる。この種のことで繰り返し劇的な観察をしたが，それを描写するのは紙数がたりないので省略する。

＜習慣づけ＞

　家庭での早期の習慣づけによって，周囲に対する個人の基本的態度がさらに強く影響され，それが終生社会的非社会的ふるまいに大きな影響をもってくる。これには，愛想がいいとか，反抗的で拒否的だとか，精力的によく働く，あるいは従順である，親しみやすいとか粗野な性格といったこと，また他人への思いやり，いつも冷静であるか，興奮しやすい傾向であ

るかといったことが含まれる。

　この態度は模倣によっても伝えられる。すなわち子供は他の者の行ないを見たり聞いたりしたことを真似する。模倣の行なわれる方向でも生物学的な基本現象が見られ，すべてのエネルギーと同様に，生命のエネルギーのもっとも抵抗の少ない方向に働くのである。つまり，自分で新しい違った反応型をつくりだすよりも，他の者がして見せるのをただ真似するほうがやさしいのである（内部抵抗がほとんど生じない）。

＜教育の目的＞

　すべての精神的営みの基本である注意，精神集中，思慮深さ，活発さ，目的志向性，忍耐には，後のいかなる教育よりも，生後最初の数年の練習と慣習が全生涯を通じて決定的な影響を及ぼす。しかし親たちはきわめて無雑作にふるまっているのが常である。

　社会生活の要請に適応して独立性を発展させることが，あらゆる教育の目的である。生後数カ月の間では，注意深い保護，世話やすべての有害物を遠ざけることに限られ，人格的なかかわりあいは，小児の独自の反応が現われ始めたときにはじめて必要となる。まずは継続的な指導である。子供は自分で動き走りまわるが，危なげで目的も計画もない。身体的にも精神的にも母の導きの手を必要とし，自分にも他人にも災いをきたさない範囲で一定の自由が与えられる。練習によって進歩するにつれて指導は少なくなり，訓導になる。指導は子供に自分の手足や神経を適切に使うよう慣れさせることが課題であったが，訓導の目的は了解把握，思考や志向をだんだん組み入れさせ，自分でできるようにしてやることである。

　1歳半くらいの健康な子供を家庭の中で見ていると，2つのことが目につく。第一は子供の気の変わりやすさと落ち着きのなさである。たまには1つのことや物に興味をもち，数分間それに気を止めていることがあるが，それ以外はたえずあれをやったりこれをやったりしている。ソファに上がる，そこで立つ，何度か膝をゆする，ソファからおりまた上がる，またおりる，母の膝に上がる，またおりる，部屋中を走る，手の届く鍵をまわす，

おもちゃのところに行く等々，何時間も，眠気の訪れるまでやっている。眼がさめるとまた同じように落ち着きなく動きまわる。

　そして第二は，たいていの子供はなにかさせられることを極端に嫌がることである。子供は，一緒にふざけるのが好きで，とくにいくらか無作法なものを好む。教えるといった気持ちでなにかを要求すると，たとえばまだはじめて言葉を習い覚えようとしている子供に，ある言葉を言って口真似をさせようとするとすぐにやろうとしなくなり，ひざの上に抱いているときなどにこのような要求をすると，多くの子供はすぐに手を離れ逃げ出そうとする。私自身観察したところでは，大人の言葉や鶏の鳴声を自分から口真似する利発な子供が，こちらの要求に対しては一言も真似をしようとしなかった。また2歳になる利発で行儀のよい子供が，両親の前でちょうど寝かせられるところで，もう一度「お休みなさい」を要求されると，何度催促したり言い聞かせても聞こえないふりをしていた。皆が外に出ると小さく「なにも言わないから」というひとり言を子守が聞いた。

　子供に1つの行動をやらせようとして，注意させ，精神を集中させようとすると，はっきりと拒否されるのが常で，強く強制したりやわらかく言ってみても，多くは好ましくない情景や争いになり，大人の「教育者」のほうが負けることがよくある。このような扱いでは抵抗は強くなるばかりであって，子供は強情で反抗的になる。多くの家庭で，ごく小さい子供だけでなく少し大きい子供の食事のときなどにも見られる光景は，よく知られているものである。子供は食べなさいと言われるから食べない。すなわちこれが「拒絶症」の原型である。

＜エネルギーの放出＞

　こうした子供の行動について，生物学的な観点からみてみよう。

　栄養の摂取とその生体内での燃焼は，動物体の生命過程と直接不可分に関連している。この燃焼によって多くのエネルギーが放出され，エネルギーの圧力がつくりだされ，体温に用いられないエネルギーは —— ちょうど蒸気機関の中で加熱されて生ずる強い圧力の蒸気のように，「爆発」「放出」

第2章 作業環境

「噴出」に向けられる。まさにこのことからして，あらゆる動物は動きまわり，すべての身体器官を働かせる必要が生ずる（生命は運動，行動である）。

まだ手足や中枢神経系をうまい具合にちゃんと使うことを覚えていない，ほとんどすべての幼い動物の運動や行動は，はじめのうちは目当ても計画もない。集中性も目的志向性もなく，これらは練習と学習によって得られるものである。子供を1つのことに注意させたり，精神を集中するように習慣づけることがむずかしいことや，そうしたことに対して強く嫌悪するということは，エネルギーがもっとも抵抗の弱い方向に働くという事実から出てくる。

私たち年長者が，不慣れな気の進まぬ面倒な精神的仕事に専念し，やりとげるためには，どんなに努力をしなければならないかを自分の身につきあわせてみれば，子供が遊び半分のあてもない動きでなく1つのことに集中し辛抱することに慣れるようにしつけられる場合，はるかに大きな内部抵抗に打ち勝たねばならないことは容易にわかる。

こうした能力をできるだけ早期に発育させることは，人の一生の営みにとって非常に大切であることはもちろんであるが，走りまわってはいけない，おとなしく行儀よくこれこれの遊びをしていなさいと言ったり，ためになる絵本を見させようと力づくで膝に押さえつけておくのは，子供の営みに対する全く意味のない干渉であり，そのようにしたのでは決してうまくいかず，嫌がるようになるだけである。この大事な能力を発展させうる唯一の道は，注意深い習練であって，もっともやさしいもの，子供がすでに慣れたもの，「気の向いた」ものから始め，計画的に一層難しいものへと進んでいくことである。まず子供の固有の自発的な営みから出発し，それを自然と望ましい方向に向けるようにするのである。

この操作で成果をあげるために重要なことは，子供が操作されていることにできるだけ気づかぬようにし，考えをあまり「攻撃的」に押しつけないことである。成育途上の人間にある可能性を拡げ，元来備わっていなくても実際の社会生活には必要なものに波及させることが，すべて積極的な性格形成の基礎である。なぜなら人の一生は，好きなものより「気の進まない」仕事にずっと多く出あうものだからである。

＜攻撃に対する反攻＞

　子供の拒否は，あふれんばかりの生命エネルギーに直接発するもので，発露を求めて周囲に対向し，必要ならば争いをしてもあふれ出ようとする。天地創造の世界では個体に向かってくる生物はすべて敵であり，おとなしい個体は自分の知らぬところを避け，役に立つものや仲間，食物となるものからさえ逃げることがある。

　子供はまず自分に近づこうとするすべてのものに拒否的にふるまう。とくに外部や他人から発する力によって，自分の生命のエネルギーがとろうとする方向が規制されたり，方向を変えるように働きかけられるときに拒否的な態度をとるのは，この生存闘争に由来する遺伝的な遺産であろう。それは疑いもなく個体の生物学的に基本的な自我達成欲に対する，周囲の生物，人からの干渉であり，攻撃である。この攻撃は，これに抵抗し，これを退ぞけ，これに対し自己を貫こうとする固有のエネルギーに刺激として働く。攻撃が強められると（調子を荒らげ，または実力を行使して），それはさらに強化された刺激として働き，自動的に防衛を強化する。それは平和的な力の競いあいからやがて明らかな戦争となり，そうなると両側からさらに新しい力，とくに感情に由来する道理に従わない力が動員され，戦場となる。闘いの一方の者は，周囲から押しつけられたことに対し，必要に応じて生来の力を容赦なく発揮する子供であり，もう一方はその子を従順にさせようとして，しつけをもくろんでいる周囲の者である。

　この基本的な対立から，あらゆる教育は根本的には「戦争」であると言うことができる。すなわち生物学的に抵抗するようにできている個体を，社会生活の要請に順応させるための闘いである。あらゆる闘争において勝敗は，相対する闘争総力の比によって決まる。民族間の戦争からわかっていることは，勝利の要因が，物理的な力関係だけでなく，おそらくそれ以上に指導力の点でどちらがすぐれているかにかかっていることである。指揮が論理的で，保有する力を首尾一貫して努力目的の方向に配置するほうが勝ちを制しやすい。

　では小児の教育ではどうなるのか。闘争はすでに両親の安眠を妨げる乳

児期に始まる。この闘争でも上の論理が勝ちを制するが，それは必ずしも両親の側にはない。力のあんばいはどうか。一方はみじめな弱々しい乳児であり，他方は成人の生活経験豊富な両親である。闘争の目的はなにか。わあわあ言いたいときはわあわあ言うのが小児の本領であるが，両親は静かにしてもらいたいし，また規則的な睡眠の習慣をつけることが小児自身のためになることを知っている。そこで闘争だが，両親が上記のように論理的に賢明に行動すれば，若い生命は役に立たない騒ぎを止めて，勝利はおのずから両親のものとなろう。しかし逆に非論理的に行なえば，両親の求める目的に反した方向をとる行為になり，したがって目的に反した作用を生じさせるに違いない。子供は我が意を通すための叫びをますます頻繁に繰り返し，ついには家中のものを制圧するようになる。

　この闘争は乳児と母親の間に始まり，小児と家族の間，成長した子供と学校の間に及び，全生涯を通じて続くが，社会的に調整されていない自我達成欲は，一緒に生活しているものや接触する人を傷つけ，無反省に暴威をふるい悩ませる。そして，個々の例でこのことを追求してみるといつも見いだされるのは，この悪い発展に，なにかしら周囲のものの側に論理に欠けたところがあることである。

＜論理の一貫性＞

　あらゆる闘争には攻撃と防衛がある。順応によって「型取」られていない生命（「膨張」しようとするエネルギー）は攻撃的である。本性的に，非社会的な者，犯罪者，精神的低格者，のらくら者もまた攻撃的（人を犠牲にし，もっとも抵抗の少ない方向に働き，「生活を享受し」ようとするエネルギー）である。秩序を保ち，権利義務の平衡の立場をとる環境は防衛体制をとることである。防衛が被攻撃者を本当に護りうるためには，攻撃力に完全に匹敵し，首尾一貫していなければならない。でなければ敵は防御の弱点をぬって前進し，防御者は退却して，いっそう難しい闘争をすることになる。退却はいつでも攻撃者の力と攻撃精神を強めるからである。

　非社会的行動に対する防衛では，教育者あるいは保護者はその攻撃を直

ちに効果がないようにし，闘争を抑圧する手段を首尾一貫して速やかに用いなければならない。この目的の達成に必要な場合には，厳しい手段，腕力の使用もおそれないであろう。なぜなら，第一に求めるのは公益の保護であり，公益に反抗する個人を考慮することではないからである。しかし必要限度を越えると必然的に闘争を激しくし，それは感情（反抗，憤怒，激情，それによって高められた戦意「ようし，それじゃやるぞ」）を激発する。教育者が防衛の場から進み出て攻撃に移るときには，それが叱責であれ，懲罰であれ，相手の感情をたかぶらせる。

しかし教育者（ここでは母親から教師，牧師，医師や刑務所職員にいたるまで，子供や大人を社会に順応させるために協働する人すべてを総称する）は，「教え子」のする有害行為から防衛するということでは敵であるが，それとともに友人でもあり，有用な価値のある知識，経験，習慣の仲介者でもある。論理をもって臨めば，最後には強い論理が勝つ。

この論理の闘争では攻撃は教育者側に発し，防衛は教え子のほうにある。闘争は卓越した精神の武器をもって行なわねばならない。それによってのみ教育者は必要とする確実な指導力を手にすることができる。きちんとした態度，努力，義務の履行，勤勉，すぐれた仕事は，その反対の場合よりも良い結果を促すという経験の論理によって，ここにもまた常に決定的な役割を演ずる。

感情の放出，とくに怒りの放出は，子供でも最初からできるだけ避けさせ，それが顔をだしてきたら，あらゆる手段でブレーキをかけるべきである。すべての誘因を回避し，見せかけの無視をもちいても，とにかく感情の放出によって不満の気持ちが直るという経験をさせてはならない。そのような青年時代の習慣は，全生涯に悲惨な作用をおよぼすことがある。

＜素因と環境＞

経験，習慣，教育の他に遺伝的な素因も適応過程に決定的な役割を演ずることは，特別あらためて述べることもないであろう。出生時から存在するものだけが「適応させ」られることができるもので，結果は常に相対的

なものである。よい環境作用と結びついたよい素因は，常にもっともよい結果をもたらすであろう。しかし不完全な素因も発育上のよい影響によって一部は補うことができるし，同様に元来のよい素因も，とくに若年期の悪い環境の影響によって容易に損なわれる。早期の教育的感化や環境の作用がもっとも人格形成に働くのであるが，発育全体像のうちどれが素因から出たもので，どれが早期教育から出たものかを後で区別するのはたいてい難しい。両親が第一の決定的な教育者でもあるゆえ，この2つのものは同じ方向に働くからである。

　人間とは，全体として先天的遺伝的な素因と出生時から働いてきたすべての環境作用の総和との所産であるが，やはり本質と現象型を区別しなければならないであろう。両者の基本は先天的な素因とそれに基づく能力と可能性とである。現象型はそのときそのときに認められる表面的なものであって，全生涯を通じて変動する状況，風俗習慣，その瞬間の方便や要求に対して流動し続ける適応により形づくられる。

　環境からうける意識的改変は持続的決定的な役割を演ずる。しかしその背後には，それによって多少とも隠蔽された人間の本質，「人格」「性格」がひそんでいる。それは —— 文明国の人の交際では多くは円滑に洗練されている —— 表面から想像させるものとは全く違った様子のものであることが多い。人はなるべく「きれいな」「社会的な」面を「見せる」が，深在する本体はそうきれいでも社会的でもない。そして，このよい面でもよくない面でもきわめて多面的な本体が顕現するものは，若年期からの習慣と練習によって固定し，ある程度自動的になった反応型や思考型の和にほかならない。これは意識的な思考や意志からは高度に独立して働くので，全人格に固く密着しているのである。

　最後に，これらすべての適応と習慣の器質的な基礎を一瞥しておこう。私たちの神経の生の営みが，その化学的物理的構造とどのような関連にあるかは，今日誰にもわかっていない。が，両者の間には関連と相互依存がある。その生命活動で，動物との間にばかりでなく人間同士の間にある大きな違いは，この器質的な特質の直接の現われにほかならないことがいつ

も観察されている。

適応と習慣の器質的基礎

A）あらゆる生物，すなわち動物や植物では，生命過程の化学的機序の直接の発露として，拡大と奏効を求めている生命のエネルギーが見られる。活発さ，力，この欲求の持続性の程度は，種々の生物に特有である。外部からくる刺激に対する反応性や「反応する」能力がある。反応性とその容易さ，反応の力と持続の程度はきわめて多彩である。

B）すべてのより上級の動物で「上方へ」の発展に従いさらに発達する。そしてそれらの動物は「記銘力」，すなわち自分の身体（神経）物質の中に，反応現象の反復を最初のときよりも容易に確実に行ないうる経路をつくる能力が見られる。植物やもっとも下等な動物には，まだこのような記銘力はない。ミミズになるとそれは実験的にも容易に確認される。

C）人間にいたるまで（この「まで」は価値判断を含まない）の「高等」動物だけに限られるが，経過または現在経過している現象（反応）時間的にも離れている種々の神経系内を互いに関係づける能力がある。

この能力は全く「意識」や「思考」と独立して働き（動物でも人間でも同様に），直接的，したがって不可抗力的な首尾一貫性をもっていて，人間の思考のような誤りのない，造物主の全能全智が働いている。

あるいはその間に介在する意識的な思考（人間では初期幼児期後に，そして初歩的にはおそらくいくつかの高等動物でも）をもって働く能力があり，この能力の発展は，系統発生学上次第に多面的になる生活環境と関連していると想像される。しかし，意識と思考とは両刃の剣であって，それは首尾一貫した方向に作用することができるが，誤った，非論理的な結合，「誤結合」によって誤った反応をする危険性も隠しもっている。われわれの意識と思考はまさに「人間的」であり，それゆえ不完全で誤謬を含んでいる。もともと思考の出発点であるはずのあらゆる所与のものは，なにも知られていないのだから。

第2章　作業環境

＜神経要素の障害＞

　さて，以上に述べてきたような一般的な考察，もっとも基礎的な生物学や物理学と，精神病の治療の回想がどう関係するのか。実はそれこそ私たちにとって，閉鎖された病院の内外で実施しうる全精神療法の基礎であり，ＡＢＣである。この精神療法は「一種の教育」，すなわち患者を生存のために必要な事柄に適応させることにほかならない。自由に生きる動物の存在条件への適応や，成長中の健康人の社会生活への適応にあてはまるものは，すべて完全に精神病院や精神病者にもあてはまる。

　たしかに神経の構成要素が，精神病でうけた損傷によって，生物学的反応に生じる条件は変化する。しかしこの変化を併せて計算に入れるならば，精神病者の全生活もまた健康な生物の場合と全く同じく，論理的に演じられるはずである。神経要素の構造や化学的構成の本質的な先天性偏倚，あるいは日常生活の中でうける損傷も，生きた神経物質のある基本的な能力に，常に直接に作用をおよぼすに違いない。すなわち，その力の発揮を求める生命エネルギーは，その力も持続性も減ぜられるであろうし，それは活発さの減退，精神的鈍化ないしは完全な荒廃として現われるだろう。多くはそれに平行して応答性や反応力の低下が進み，病像上同じ方向に作用する。記銘力の障害は，記憶減退としても，多くの精神病の基本症状をなしていることがよく知られているが，たいていは意識された表象内容の保持だけが調べられるのが普通である。それはしかし，広い範囲の無意識の過程にもあてはまることで，練習による新しい習慣の形成が難しくなる。古い，とくに若年期に獲得し，すでに無意識の反応型に組み入れられた習慣は，深刻な精神障害でも長く保持され，後に獲得した表面的な，そのときどきの意識的適応に属するものは速やかに消失することも知られている。

　時間的にも隔たったいろいろの現象を結び合わせる能力の障害は，連合障害，思考障害が高度の場合には，散乱，錯乱として知られている。ここでもまた原始的直接的な結合（「短絡」）がもっとも障害に抵抗が強く，複雑なものは直接の経験，希望，欲動から遠ざかっているほど障害されやすいことが，私たちの患者でいつも観察することができる。

患者の論理

　多くの入院患者は，それ自体は全く正常な「ここから」出たい，退院したいという希望をもっている。ただ彼らには自分の不完全さを認識し，それを病院外の自由な生活で求める要求に照らし合わせる能力がない。たしかに自己を周囲との関係において客観化すること，すなわち自己批判はもっとも難しい思考機能の1つとして，精神障害の発現時にもっとも早くもっとも強く侵されるものである。

　精神遅滞者や全く意想散乱した統合失調症者が，「看護者」になりたいといって医師のところに来ることが少なくない。自明のことであるが，その職業に自分が不適当であるという現実的な考慮に欠けている。患者はこのことを全く考えない。その原始的利己的な希望の論理は簡単明瞭で，「私はここから出たい……しかしドアが閉まっている……鍵は看護者がもっている……看護者になれば自分も鍵をもって出ていくことができる……だから看護者になる」ということである。もっと錯乱した不安な患者，あるいは緊張病の患者の論理はさらに原始的で，その生命エネルギーは全く直接的にはけ口を求め，看護者から鍵を奪い取ろうとしたり，開いたドアから逃げ出したり，閉じたドアをゆさぶったりする。病院の医師はおそらく皆試しに，こんな患者にドアを開けてやり，自由に出て行かせてみたことがあるであろう。患者はドアを通って出ていくが，すぐに当惑して立ち止まる。それから先のことは，彼の総合能力では不十分なのである。

　多くの災害神経症や戦争神経症でも，よく似た全く原始的な論理がなされる。すなわち「戦争は無気味で危険である（仕事はやっかいである）……自分は『生き埋め』になった（事故にあった）……神経病者ならばもう戦場に行ったり仕事をする必要はない……何某は『それで』補償さえもらった，私も神経病ならばこの所得の権利がある……だから……」等々，この論理は今日有力な多くの神経科医の見解によれば，はっきりした合目的の思考というよりも，むしろ意識下で行なわれている。でなければそれはもはや「神経症」ではなく，意識的な詐病やごまかしであろう。

　この両方の場合に無意識に働く論理は，「病的」とすることはできない。前者

の場合，それは精神病でもまだ残存する健全な残遺物の現われであり，後者の場合では全く正常な，一定の利益の獲得をめざす反応型である。

＜神経要素の傷害による刺激症状＞

神経の構成要素のうける傷害は，鎮静抑圧作用ばかりでなく，刺激興奮作用ももっていることが観察されている。このような刺激作用として運動不安，不眠，運動促進，談話促進や意想奔逸，またおそらく錯覚もあることが知られている。この場合，傷害がなにか創造的に，あるいは長い目でみると能力増進的に作用するとはほとんど考えられない。すでに神経生理学や毒物学が教えているように，このような刺激は既存のエネルギーをむち打ち，解放するように作用するが，新しいエネルギーをつくりだすことはできない。刺激症状や脱落症状は，互いにいろいろに結びつき重なりあうことが一般に知られている。

精神病者の非社会的症状はどのようにして現われるのか。上記の刺激症状に帰されるのはそのわずかな部分だけである。脱落症状や抑制症状は，非社会的環境の形成に直接にはほとんど問題にならない。入院患者の状態を一度時間をかけてみれば，次のようなことが確認できる。すなわちりっぱな家庭の出身で本来は優秀だった患者は，強い興奮と錯乱のために完全に混乱していても，前にしばしば古い患者で起こってくるのを見たような，嫌な意味での「非社会的」であることは少ない。軽薄な躁病，進行麻痺の興奮，統合失調症性意想錯乱をしめしていても，根本では気のいい市民の娘，誠実な農夫，りっぱな仕事の能力のある技術者，あるいは古きよき伝統騎士的将校であることが認められる。

また他の新入院患者では始めから，下品なふるまい，傲慢で，嘘つきで，意地悪で，残虐な暴力傾向，無反省な利己主義，健康者であれ病者であれ，周囲の者をいろいろに虐待する傾向，誹謗し，喧嘩をふっかけ，日夜もっとも醜悪な悪口をいう傾向が見られる。両方の患者とも同じ病気，同じ神経要素の基本傷害を患っているのにである。したがって精神病者の嫌らしい症状は，精神疾患の基本的なものではあり得ないし，少なくとも新患者

では，この嫌らしさは「二次的に」発生したものとすることはできない。

　本来この非社会的な基本態度は，病気が発現するずっと以前からあったのである。ここにいたってその人の実際の個性が前面に姿を現わしてきたものに過ぎず，前には外面的表面的に，多少とも意識してとりすまし，周囲，慣習，立場，しきたり，合目的性への配慮により，上塗りされ，隠蔽されていたものである。そして精神病は，この文化人の社交上のきわめて都合のいい滑らかなマントを，多少なりとも空気に当てたり脱がしたりする。それは多くの面で実際の個性を赤裸々な状態で表わしてくる。

　精神病は新しい性格をつくらないし，根本的に変化した性格を速やかにつくりもしない。それはすでに以前からあったものをしばしばはっきりさせるだけであり，しかもそれは私たち人間皆の，外に向かって「よい恰好」をしたいという動機から必要となる自己のふるまいの不断の修正が，多かれ少なかれ排除されることによってあらわになるのである。

＜しつけの重要性＞

　新患者で，いくぶん残っている外面的な行儀と醜い性質との間に著しい背反が見られるならば，それは明らかに早期教育（「しつけ」）が，一定の月並みの粗削りな行儀はつくりだしているものの，実際の性格形成はおろそかにした結果なのである。したがって，このきわめて醜悪な病像を実際に形成するものは，なまけぐせ，自制の欠如，浮かんでくるあらゆる感情や気分をすべて無制限にさらけだすこと，他人への配慮の欠如，粗野なあるがままのエゴイズム，あらゆる種類の悪い作法，無作法などである。

　昔の狂躁病棟の不快な状況を，ひどくしつけの悪い子供のいる大きな子供部屋に置きかえて考えるとき，それは外面的に類似しているだけでなく，その本質，物事のかかわりあいにおいて著しく一致している。それは ── 私がはじめて言うのでもないし，唯一の者でもないことをはっきり言っておかねばならない ── 単なる無作法であり，比較的少数の人間が，これにより彼らと共同生活する運命を担った残りの者すべての生活を地獄にしてしまうのである。入院した患者の既往歴を見ても，大部分の例で入院の動

第2章　作業環境

機となるのは直接の病気の症状では全くなくて，実は非社会的な特性の現われが原因であることを示している。

　この関係で（数では十分に証明されないが），今日いたるところで訴えられている入院治療の需要増加の原因は，もちろん他に多くの理由もあろうが，その理由を併せて考慮すれば，根本的に変わってきた若者の教育であると私は考える。すなわち昔の幼児教育はまず若者をきちんとした家族，社会関係に順応させ，彼らに個人は社会に対して権利と要求だけでなく，なによりもまず強い義務があることをはっきりさせてやることにあった。権利はそれに関連した義務も同時に充足される範囲でだけ，論理的な意義がある。秩序のある社会生活では，義務のない権利はあり得ない。子供たちはまず第一に，人の言うことを聞くことを覚え，それが容易に進まなければ多少とも手荒にそうするように強制された。いずれにしろ，だいたいにおいて独立していく人間に，しっかりした社会的基本観念をはなむけとすることができた。

　今日の青年は全く違った影響の下で育っている。個人の独立と権利をまず主張し，あらゆる形の権威，国家の権威，親，学校の権威を否定する。大きくなった子供たちは辛うじて家庭の絆につながれているが，家庭は彼らにとり主として隠れ家である。家庭は彼らに一人前の生活の手段を与えてくれるべきものとするが，家庭に対する義務のほうは限られた範囲でだけ認める。このような育ち方をすると，精神病が発現したときに，子供のときから従順で「行儀のよい」（今日あまり評価されない言葉だ）態度に習慣づけられた古い伝統的な若者の場合とは，患者の社会的態度が全く違って妨害的に現われるに違いない。

　そのうえ，年長者に対する不従順な厚かましい行動，わずかな自分の所業へのうぬぼれが固定した基本観念となっている患者の場合には，あまり重くない精神障害でも，患者のきちんとした社会生活への行動を不可能にしてしまうのに十分である。また性的な事柄のいいかげんな理解のしかたは，すぐに葛藤や深刻で感情的な事件をもたらし，これは発現する精神病の形態形成に，悪い方向に強く働くに違いない。それが精神病自体の原因として，どれだけ問題になるかはここでは論じない。

疑いもなく大都市では,「現代的」生活態度への発展が田舎よりずっと進んでいる。それと関連しているであろうと考えられることに,大都市の病院で働く仲間から,その病院に重い非社会的,扱いにくい患者がたくさん集まって困っていることをよく耳にする。

＜交互作用と自己制御＞

　新たに病気になった者の示す現象型は,一定したものではない。すべての生物が依存している環境との絶え間のない交互作用が,ここでも働いている。そしてそれは精神病者にも子供にも同様に働き,両者は意識的にはっきりした目的をもった自己誘導ができないで,健康な成人よりもずっと環境作用に対し無防備である。子供は成長の段階に準じて自己誘導が不完全であり,精神病者はそのための道具（明確な了解,明敏さ,思考連合,判断力）が損なわれているので,自己誘導を失っている。

　早期の長期にわたる習慣によってしっかり固定された反応型,すなわち性格は相当長く保たれるが,継続的な不都合な環境因子に対しては影響されやすい。ことに病者では,自己制御や自己誘導によって防衛されておらず,またこの側面から言えば,常にその保持と強化に必要な新しい栄養素をもはや得られないのである。この不断の支持と栄養がなければ,社会的倫理的にきわめて高い人格も,次第にその高みから沈下していくであろう。

　文化と文明は自然に対向したものであり,自然に対する不断の闘いの内側でのみ,その高みが保たれることを,一般的生物学的考察は示してきた。健康人でも一度達した倫理的水準を保とうとすれば,たえず「自分を造作し」「自然のままの（生来の）」感情,無気力,衝動等（直接行動に向かう生命のエネルギー）に対して闘わねばならないことは,ごく初歩の倫理学が教えているところである。

　こうして長く続く不良な環境の作用の下だけでなく,ただ放任するだけでも,元来は良好な立派な性格素質も徐々に崩壊していくということになる。それゆえ何年もよくない環境に生きてきた患者では,既往歴の正確な知識なしには,その醜い性質がどこまで元来の人格の流出であるのか,ど

こまでが後に病気の間に獲得したもの，すなわちブロイラー Bleuler のいう「二次的」なものであるかを決定するのは，必ずしも容易ではない。しかし，それを病気自体のせいにすることはできない。

　このことから私たちの治療は，ただ悪い環境を病院から排除することでこと足りるのでなく，高度の，おそらく最高の任務は，患者のまだ非社会的でない部分，ないしは社会的に価値のある部分を発展させることにあるということが明らかである。

2　環境の整備

＜環境形成＞

　すべての治療は，広い意味では環境の形成である。心臓病者に処方するジギタリス浸剤もまた，心臓機能上病的になった生命現象に対する環境（医師 ― 薬剤師 ― 植物 "Digitalis purpurea"）への働きかけにほかならず，「病変」を除去するか，器質性心弁膜症などで状況が許さなければ少なくともこれを改善し，機能的な面だけでも代償することを目的としている。
　「積極的」治療は，医師がなにか1つのとくに目立った症状を確認して，それに対して ― おそらくラボワRabowの便覧の頁をめくって ― 型通りに現代の薬を処方することに満足せず，まず体質，遺伝，生活様式，既往の疾病，現疾患の生成についてできるだけ正確な知識を得て，それに患者の全身の正確な検査を加え，これらすべての確認を基として，なぜどのようにして生命の条件がこの場合変えられているのか，患者に最良の効果をもたらすためには全環境条件をどのように治療的に形づくらねばならないかを，注意深く判断することにある。しかし「最良の結果」は常に，できるかぎり患者の生活の要求を充たしうるようにしてやることから生じる。また，一定の規準を指示するだけでは満足せずに，その遂行を看視し，その結果をしばしば追試して，効果がないとか悪い作用があるとわかったらすぐ変更できるようにすることである。それはすべて，病院内外の精神病の治療にもそのままあてはまる。

　「積極的」治療は，まず次の質問で始まる。

　目前の病像の中には一体なにがあるのか。その中になにが潜んでいるのか。その本質はなんで，なにが現象型に過ぎないのか。なにが生命のエネルギーの基本的作用に過ぎないものなのか。彼の遺伝的環境としてどれだけの基本的力と能力，またどのような構成のものをもって生まれてきた

のか。それがどんな影響の下で，どれだけどんな方向に成長し，あるいは成長してこなかったのか。どれだけ習慣によって感覚，思考，反応型の一定の傾向が「性格」として固定され，それが病像のどのくらいの割合をなしているのか。さらに環境関係のものは全精神生活との相関の中で，どのように形づくられてきたか。いつ，どのように，どんな状況の下で，患者のふるまいに神経要素の「病的障害」に帰される変化が現われたのか。この障害の基本的な力と能力への直接の作用はどれか。環境と病的に変化した人格との交互作用で，どのようにさらに二次的な変化ができあがり，それが病像にどのくらいの割合をもっているのか。

　これらすべての設問の意義は，これまで述べてきた一般的観察からおのずと明らかである。

＜環境の処置＞

　これらの設問に対する答えを互いに注意深く関係づけるとき，はじめて，それがなんであるかについていくらかはっきりした見当に達する。そのときはじめて，どうすべきかをさらに熟考する基礎が得られる。すなわち，全体像のどの部分に，治療的影響を及ぼせるのか。この影響はどんな種類のものなのか。どんな手段が私たちにはあるのか。正常なものも病的なものもすべて考慮にいれて，私たちの以前の経験もふまえて行なうなら，一体この患者は私たちの処置にどのように反応するだろうか。この最後のことがまさに私たちの行動全体の目的である。私たちは，治療によって患者の反応様式を変えるようにしたいのである。

　患者の反応様式は，他のすべての人間のそれと同じように，常にその個々の実際の反応で知られる。そしてこの反応は，常に患者とそのときの周囲，またはこの周囲からくる刺激との間の相関関係の結果である。それゆえ私たちの患者の気に入らない個々の所業について，環境にあるその触発原因も追求しなければならないだろう。場合によっては直接騒ぎを起こしている患者でなく，原因となる環境に処置の手を伸ばさなければならないだろ

う。すなわち，その病棟の全環境，個々の他の患者，看護者や医師ないしはそれが院長自身であっても，その不適当な態度の処置が必要となりうる。経験の豊富なものでも誤りがないとはいえないからである。すべての人間にとって進歩の基礎は自省であり，自己の完全性を疑ってみることである。「なんでも」「誰よりよく」知っているとうぬぼれて，なにもそれ以上学ぼうとしない者は，死ぬまで愚かである。

　私たちが進歩するのは，医師としての行為でも，昨日の失敗を今日の悪い結果によって認め明日はそれを避けること，また「なんともしかたがない」「全く」「手の施しようのない」緊張病者，てんかん患者，進行麻痺の患者，あるいは「度しがたい転落の精神病質者」等だからということで，すぐあきらめないことによってのみである。

　「Aktivität（積極）」とは，なにかが病んでいて好ましくなく，非社会的，不完全な場合，その望ましくない状態をよくするためになんとかするということを意味する。比較級の「Mehr Aktivität（より積極）」とは，この「なんとかする」という不抜の辛抱強さをもった卓越した行為により，多数の多面的な患者の下に，常に繰り広げられる大きな困難をすべて克服しようとすること，そして最初の失敗は，治療的努力の終末でなく一過程に過ぎず，ついには前進への道が見いだされるまでつぎつぎに新たな努力の数々をし続けることを意味する。

　この「積極療法」の正しいことは，病院の患者たちの中で，仕事が有効に作用しない者はほとんどいない（その成果がわずかで，疾病の本質として落ち込んでいく以上に，人間に値しない状態に深く沈み込むのが防止されるに過ぎないことが多くとも）という認識に基づいている。

＜素因と環境＞

　医師が見失ってならないことは，「積極療法」の最良の部分は，「勤勉に働いている」患者の筋肉にも，「非社会的」患者を制御している看護者の掌中にもなくて，治療に当たっている医師の頭の中にあるということである。

第2章　作業環境

　これで私の論述は終わることができるはずである。基本的な事柄はすべて言ってしまったのだから。しかし実際に働いている医師にとって，この基本が日常の病院業務や医院業務，医療行為の中で，実際にどのように作用するかを例について検討することは，おそらく興味のあることであろう。総体的な，非常に多面的な病院治療を遺漏なく描写することは，短い論文の枠内では不可能である。そこで，とくに今日の一般通念に一致しないもの，あるいは多少とも明らかな異論のあるもので，私にとくに大切だと思われるいくつかの観点だけを，たくさんの材料の中から選びだしてみよう。

　次のことを考慮していただきたい。病院もまた，ある程度生きた有機体であり，すべての生き物と同じように，たえず生育し変貌しており，現在の「現象型」は「遺伝素因」と「出生以来の環境の影響」の所産である。新しい病院という有機体の中に，まず最初の院長や他の病院から来る医師たちとともに治療法や観点の「伝統」が移行し，ここで「なされた経験」を基としてさらに病院治療がつくりあげられる。

　私たちの治療の基本の多くのものは，すでに長いこと精神医学の共有財産となってきたものである。なにも，常に独創的で「自生的」である必要はない。ザールゲミュントやアプレルベックでの私の修業時代に由来する伝統が，なおここで広い範囲にわたり生きている。私たちのするすべてのこと，またその方法が，唯一の正しいこと，いわんや一般的に正しいことであると主張するものではない。『すべての道がローマに通ずる』ごとく，「積極的」療法は実際に種々の，そう，すべての治療法や観点に活動の機会を与え，それらの中でなにができ，またはできないかを示す機会を与えるものである。それにいかなる価値があるかは，常にその成果でのみ知られるであろう。

　しかしここで要となることは，「二者同じくするも同じからず"Si duo faciunt idem, non est idem"」である。木が実をつけるかどうか，これが一体役に立つかどうかは，植えられた果樹の種類だけでなく，園芸家が，どこに木を植えたか，どう手入れしたかにもよる。すべての種類の果樹が，どんな気候ででもよい実をみのらせるとは限らない。同様にすべての治療法が，すべての病院に，すべての医師に，ましてすべての患者に適するとは限ら

ない。1つの治療法の妥当性や成果について意見がわかれる場合，その意見の相違の最終的原因は，しばしば用いられた手段そのものでなく，それを試みた人の人格にある。この手段に適さない対象に，適さない主体が実験を行なっていることが稀でないであろう。これで好結果が得られないことには多言を要しない。この「積極療法」の人間的な側面については，最後にもう一度関連個所でふれることにしよう。

　環境形成 ── 。これについては結局，基本的精神衛生の要請がまず問題となろう。すべての一般病院で，今日全く自明のこととして求められていることは，現代衛生学の要請が完璧に充たされ，そこで患者が感染の危険やその他の障害にさらされないことである。

　しかし，あらゆる種類の精神病者にとって最高度に有害であり，最悪の種類の心理的感染源をなすものは，その周囲にしばしば繰り返される興奮した，醜悪な情景，感情爆発，絶え間のない喧嘩口論である。人間社会の環境は，それが家庭であれ病棟であれ，この社会の個々の構成員や習慣を変えることで，きちんとした態度にしてやることによってのみ改善することができる。

　これを達成できるのは，
　1．すべての誤った非社会的反応はできるだけ予防し，その経過中に抑制し，すべての有害な刺激と感情の興奮をできるだけ排除する，
　2．できるだけ多くの整然とした反応が患者の中枢神経系を走るようにする，
ことによってのみである。

　第二の要請を充たすのが作業療法である。第一の要請は，それのみではこれを充たすことはできない。すべての患者は整然とした，静かな，自分を興奮させない環境を要求する権利をもっており，この有害な誘因のない環境をつくることが医師や看護者にとって強制的課題（至上命令）であるということに，第一の要請は要約される。この権利はもちろん理論的に義務と結びついている。すなわち自分自身それに相応して，静かに，礼儀正しくふるまう義務がある。おそらくこの規則を病院全体に徹底させて例外を許さないという一貫性が，私たちの病院において，なぜほとんどすべて

の患者が実際に静かに礼儀正しくふるまっているのか，なぜ訪問者が重症病棟ですら本当の不穏状態やその他の混乱に出会うことがきわめて稀なのかといった，秘密のすべてを説明するものであろう。私たちは共用空間での騒動を許さない，それゆえ騒動は全くないのである。非常に簡単に聞こえるが，その達成はしばしばきわめて困難であって，重症の女子病棟を確実に手中にし統率するには，経験ある精神科医の完全な妙技を必要とする。いくつかの標語的な補助手段（作業，連行，妨害者の隔離等）でこの目的を達することはできない。

重大な環境の混乱は，私たちの病院では，多くは長く病院にいる患者によって惹起される。しかも混乱を引き起こすのはいつも数人で，いつも同じ人間である。これらの患者は非社会的なため，何年も「狂躁病棟」におり，そのような環境では内面的転換をすることはできないので，永久に非社会的である。

患者の行動は病気そのもののためではない

もう一度前に述べたあの不愉快な回診に戻ってみよう。医師の来る前は病棟はどうにか静かであった。医師が来ると騒動が始まった。

医師が病棟に入るといつも真っ先にとびつくのはＡ（p.53，第一の患者）である。彼女の退院希望は病的なものではない。しかしその希望を言いたてる声はすでにいくらか攻撃的脅迫的であり，口をとがらせ喧嘩腰で，たかぶる感情とともに次第に激しくなっていく。妄想型統合失調症者としては，そんなにひどく意想散乱はしていないが，言おうとしていることは単純で，誰も監禁する「権利はない」のに監禁しているということだけである。もちろん感情がたかぶるにつれて話は非論理的になり（感情は前にはまだあった理性の遺残をも殺してしまう），ついにはあらゆる脅かしと悪罵に変性する。次に述べるのはそのような症例の典型的な既往歴である。

普通の善良な境遇に生まれ，とくに変わったところのない青春時代を送り，勤勉な主婦でしっかりしているが，家では圧政者であり，また「つきあいにくい」ところがあった。病気は入院の何カ月も前に始まり，だんだん家事への注

意と配慮が少なくなり，刺激性が亢進し家族とすぐに悶着を起こすようになった。家族に対していろいろな被害念慮が現われた（自分のことを悪く言っている，夫を煽動して自分を追いだそうとしている等）。家族，同居人と衝突し，現在医師に対してしているのと，だいたい同じような情景を起こすことがますます多くなり，そのため入院となる。しかしその症状は，ずっと以前から一定の停止状態にある統合失調症そのもののためではない。

　私たちの生物学的観点から見られるものは，強い独自の働きをしようとする強力な生命のエネルギー，強い反応性で，これは速やかに感情爆発に傾く。この患者では，その面でもう少し社会的な性格形成を果たすべきであったしつけが欠如しており，そのために「自動的に」エネルギーを制御する態度という意味での自己支配が発達しなかったのである。彼女が健康なあいだは，たえず経験を通じて周囲から影響された自己誘導に心をつかって，そのときどきの目的にあわせ，いくらか摩擦の少ない環境関係を保っていた。

　精神病の発現によって生じた基本的障害は，いつの場合もそうであるように，まず生物学的発達上若い，それゆえにまた抵抗力も少ない力と能力に，強く打撃を与える。一方は社会生活の必要に応じて行動しようとする思考の安定性と，一方では生への欲求があるが，常に必要なこれら２つの ─ その本質では対立している ─ 欲求の和解を調整する能力がもっとも強く侵される。こうしてＡでもまた全く必然的に，この２つのものの間の闘いになった。この闘争が環境の側から入院前にどのように生じたか，考えることができる。というのは，このような状況は一度のぞいてみるといつも同じようなものだからである。

　患者の感情的な言葉は家族の感情を刺激し，１つの非難悪態がさらに別の非難悪態を呼び，売り言葉に買い言葉となって次第にエスカレートしていき，ついにはなぐりあいになったことであろう。当惑した夫は，叱ったりすかしたりして妻を「わけがわかるように」しようとするが，もちろん効果はなかったであろう。

矯正相互作用の放棄

　それは「教えることによる個人的間接経験」を受け入れ，自分のものにする

ための自然の前提が，病気のため失われているからである。この試みはむしろ基本的に拒否につき当たるか，あるいはかえって新たな感情爆発への刺激として働いたであろう。多くの場合，家族がこれは精神病だと認識し，あるいは少なくとも容認するようになるまで，かなり長い時間を要する。

そして皆がついにこの認識に達すると，今度は他の危険な環境作用が働きだす。患者は忌避と遠慮をまねき，「あわれな患者」は病気でなんともできないのであり，すべての行為に責任はないという意識的本能的根本観念によって，すべてが大目に見られ ── 波風を起こさぬために ── できるだけ思い通りにさせられる。

しかしこのような態度は，患者に対する矯正への話しあいをすべて放棄しているといってよい。これが心理的発展（「二次的」症状）にどのような結果をもたらすかはここで繰り返さないが，結局最後に患者は病院入りとなる。すでに長い入院生活にもかかわらず，ここでの「治療」が，本質的な変化をもたらしていないことは，毎回の回診で見られる。

＜感情的爆発を避けること＞

A婦人が今までどんなであったか，現在どんな具合かについてはこれだけにしておこう。そこで今度はどうすべきかである。私たちは彼女の感情的爆発が現われないように配慮しなければならない。そのためにまずすべきことは，それを触発する刺激を避けることである。それは ── しばしば起こることだが ── 興奮が実際に医師の回診のときだけ起こるのならばやさしい。医師と患者の出会いを防ぎさえすればよい。

患者が，外面的な態度を普通はきちんとしており，作業する傾向があるなら，次のようにすれば十分である。すなわち，さりげないふうに患者に感づかれないようにし（でないとそれがまた新たな感情や反抗を惹起するので），定期的な回診時に看護者の監督の下に，あるいは監督なしに ── そのときは空いている ── 寝室のベッドづくり，浴室の掃除，清拭清掃作業等「離れたところで作業」をさせる。

私たちは，回診の際に自分の妄想観念をもって医師に近寄り，自分の話ですぐに強く感情をたかぶらせる傾向のある妄想患者は，朝の主回診後ま

で，しばしばベッドにつかせておく。医師はもちろんこの患者にもちょっと挨拶するが，なにか望ましくない経過をとると気づいたらすぐ一緒にいるのを避け，感情の爆発に至らないようコントロールする。

　また感情的で怒りやすいという特徴のために共同使用の部屋から遠ざけられている患者を，医師が決して訪れず「放っておく」のもまさに「積極療法」に属することである。それは，すべての患者を毎日少なくとも1回は訪れてその情況をたしかめ，なにかの訴えや希望を述べる機会を与えるようにとする精神科医の活動についての古い考えに反することはわかっている。しかし今日私はその部屋の中に誰がいて，どんな精神状態にあるか，とくに感情爆発の可能性や恐れがあるか，あるいはある確率で予測されるかが，前もって正確にわかっていないときは，狂躁病棟の主デイルームに隣接する看視室やその他の副室に入ることを注意深く避けている。感情爆発の可能性のある場合には，部屋に入ることは全く技術上の誤りだと思うし，その他の場合には，あえて入るかどうか秤にかけてみなければならない。私はしばしば病棟の一翼から向こう側に行くのに，私の姿が見えることで感情爆発とかその他の混乱が触発される可能性のある部屋を回避するために，2つの階段と2つの出口を通り，庭を通ってまわり道をするくらい注意を払うのである。

＜爆発しやすい患者の取り扱い＞

　このようにして，習慣的な感情爆発の誘因，感情爆発そのものさえ排除されると，この同じ患者に，はじめは遠くから通りすがりにだけ，次には再び個人的に挨拶しても，以前のような感情的な悪口を言わないことがまもなく確認されるであろう。それはすべての習練や慣習と同じように，繰り返し慣れた反応が一定期間実際に起こらないと，その感受性も低下するからである。それが達せられたら目的を意識して辛抱強く，再発が起こらないよう十分注意してさらに進まねばならない。

　A婦人は回診時，共同使用の部屋にいるようになったが，作業の席の具合を，すぐにその場を離れて医師のところに行くことができないように配

第2章　作業環境

置する。医師ははじめは知らぬふうを装って室内の他の仕事をすませ，最後にＡのいるグループあるいは机に向かい，一人ひとりに順に挨拶し，Ａにも他の人と変わりないように挨拶する。昔の激しい感情的な態度や，再び切り出される危険のある長い会話に巻き込まれるのをまだ注意している。しかし次第に，この関係でもあまり不安をもつ必要がないようになる。患者は，以前のように感情爆発を起こさず退院希望を礼儀正しく落ち着いて申し出，それに対する医師の意向を少なくとも静かに聞けるようになるのである。

　この種の患者がここまできたら，すぐに非社会的な患者の観察病棟からだして，より平静な，感情を刺激しない環境に移すことが大切である。それは「脱慣」がすでにいくらかでも根を下ろしたかどうかを試す機会となる。このときもまた患者に気づかれないように，再び以前の自制のない状態に逆戻りしそうなわずかな手掛りもすぐに認めて排除できるように，よく注意していなければならない。必要な場合には厳しい看視下に戻し，落ち着いた注意深い熟練看護者にまかせることがよい。

　比較的単純な例を詳しく述べてきて，本書の総説部分からの反復すらあえて辞さなかったのは，「積極療法」というものがなんであるか，ギューターズローに関連して多く取りあげ，語られている「拡大作業療法」が，そのいかにわずかな一部分であるかということをできるだけはっきりと示すためである。

　抑制のないあらゆる種類の感情爆発は，第一に病院環境をきわめて悪くするものである。その制圧は必ずしもＡの場合のように円滑，簡単には運ばない。しばしば精神・生物学的関係も全く異なっている。医師は治療を「でたらめ」にやるつもりでなければ，あらゆる場合にそれを調べてみなければならない。しばしば感情の爆発は，一定の予見可能な，したがって予防可能な体験と関係しているのでなく，多くの些細な，毎日多数の人が共存している状態では避けられない摩擦に結びついている。このときの治療は原則的には同じであるが，ただ実際のやり方は難しい。ここでも注意深く明敏で，無条件に信頼できる看護者による，理解ある持続的な協力が不可欠であり，これなくしては有効な治療はできない。医師と同じく重症

病棟の看護者も，自分に任された個々の患者の精神状態に通暁していなければならない。それによってのみ，災害を予防するように，あらかじめ予定された，計画的な活動することができるのである。

＜性的欲求＞

　Bは比較的無邪気な患者である。抑うつ的な訴えをするために医師のところに寄ってきたのは，おそらく他の者を真似したにすぎず，一言，二言親切に言葉をかけてやれば再び作業場所に帰すことができる。今日なら，私たちの看護者は患者をはじめからその場所にとどめていたであろう。そして患者も結構それで落ち着いていたであろう。Cという患者は明らかに，Aのふるまいによりそそのかされて行動したものであり，患者FやGも同様である。Aの混乱が避けられれば，彼らによって惹起された混乱は自然に起こらなくなるであろう。

　Dの，医師に向かっての色情的な奇襲や，その他の患者に対する不快な印象は，今日では注意深い職員が必ず予防するであろう。すべての異性に対して色情を示す患者は，異性からできるだけ離しておく。回診時はできるだけ「離れて作業」させておき，医師はこんな女子患者とは臨床的に必要な範囲内でのみ相手をし，とくに —— 身体の清潔面からも —— 彼女らとのあらゆる身体的接触，握手をも厳に避ける。これもまた目立たないように，できるかぎりの機転をきかしてやり，粗野なやり方をしないで，看護者の注意深い看視の下に行なわれる。

　なお私たちの経験では，このような押しつけがましい色情傾向のある患者は数多くない。さしあたり男女の患者全体の約１％である。しかしすべての場合に，前述の意味での目標を誤らぬ教育が，少なくともあからさまな姿態の表現を減少し，ついには消失する結果すらきたすのである。とくにそれに気をつけなければ，ほとんど気がつかないほどになる。病院では満足させられない患者の生理的な性的欲求や傾向に対しては，もちろん患者の考えをできるだけ他の事に没頭させて，気をまぎらわせることができるだけである。

第2章　作業環境

　ここで引用しておきたいのは，いつか普通の労働者階級の家庭に育った若い女の統合失調症者が，病院の催しの後でもらした言葉である。恋人の二人連れが，いろんな愉快な葛藤の後でついに「結ばれる」という小喜劇を，看護師たちが上演したのである。患者は言った。「だって私たちにはこんなことはないんだから，こんな恋物語を演って見せることってないわ」。この言葉に私は深く考えさせられた。

　不快な性のテーマは早々におしまいにするが，さらに言っておきたいことがある。どこでもそうであるが，若い男女患者ばかりでなく，老人男女患者でもそれほど稀でない同性愛的行為の傾向は，関係者の不断の看視によってのみ制圧され，あるいは防止することができるということである。

＜病棟の混乱は予防が第一＞

　患者たちE，H，J，M（前出）に目を向けてみよう。彼らに見られるものは本質的に不機嫌でぶしつけな態度である。この型は「狂躁病棟」では非常にしばしば見られる。

　それは，あるときは緊張病型，あるときは破瓜型の統合失調症者で，ほとんど常にきわめて著しい精神的欠陥をもち，自発的活動性や思考の連関性は早々にはなはだしく低下し，「不機嫌の権化」のような不愉快そうな怒った表情をしてほう然と座っており，まとまった話など全くできない。話しかけようとすると，絵に描いたような拒否反応や怒り，悪口雑言ないしは脅かしにぶつかるか，または全く口をきかない。これらの患者は熱心に仕事はしていても，おそらく精神的には完全に孤立している。その頭の中では，明瞭なまとまった思考は行なわれていないに違いない。なぜ不機嫌なのかは，彼ら自身にもほとんど言うことができないであろう。これもまた外来の作用に対する，無意識の生物学的防衛の一種であることはたしかである。自由意志でなく入院させられ，自分の生命のエネルギーが自由に働くのを制限されていることが，重要な原因的役割を演じているのであろう。

　これらの患者では，先に述べたAの場合のような，半分論理的であって

同時に非社会的な強い抵抗に至ることはない。与えられた周囲のことに不満でむくれるという程度の —— 常に弱々しい —— 意志表示をするに止まる。しかしこの種の反応は，正常のものの領域でもよく見られるもので，それは精神の力のあらわれとしてではない。不機嫌から自然に生じる持続的な症状は，なおそれ自身の内にたえず葛藤の危険をはらんでおり，その中に古い病院環境の特徴である，すべての忌わしいもの，有害なものの最大の根源がある。

　まさにこの病院環境による症状の重要な予防治療手段は，患者をできるだけ広範囲に，規則的に作業に従事させることである。それは生物学的な行動欲求に1つの目的，しかもより社会的な方向の目的を与えることによって，この害悪の根源をつくのである。それについては本著の第1章で扱ったが，さらにつけ加えれば，有効な制圧には関与する医師，看護者の非常な注意深さ，分別，熟慮，さらには忍耐と根気よい粘り強さが必要である。ここでも治療の重点は —— 常に不愉快な —— すでに発生した混乱の制圧よりも，むしろあらかじめ思考をめぐらして予防をすることにある。現存の非社会的習慣を，いわば「廃用性萎縮」にし，その代わりに一層社会的な習慣をうえつけるのである。それはできるだけすべての誤まった反応，すなわちここでは非社会的反応を避けられれば達成することができる。

　朝，夜間報告に目を通す際に予見的考察は始まる。

　Mは一晩中，騒ぎはしなかったが不眠のままベッドに入っていた。きっとそれだから起きたときからもう不機嫌だったのである。午前中に何時間か睡眠不足を取り返す機会を与えてやれば，機嫌はよくなるであろう。Eは生理中であり，彼女は生理のときは危険なことがわかっている。しかしまた最近は，十分長く就床させると不機嫌や刺激性がやわらぐこともわかっている。他の患者は起床時にくだらぬことから小さないざこざを起こし，それが彼女の刺激性を強めていた。この場合1〜2時間寝室に一人でおけば，精神的な落ち着きが取り戻されたであろう，云々。

　またすぐいざこざを起こしがちなことがわかっている患者たちとは，直接に顔をあわせないようにする。経験のある看護者は皆，他の患者を理由もなくなぐる傾向のある患者を，そんなことをされたら黙っていない十分

防御力のある患者の傍におくであろう。このやり方の効果は，なぐりあいを起こさせるのでなく，なぐりあいなど起こらないようにすることである。なぜなら進行した統合失調症者でさえ，自分の不機嫌を浴びせることのできるような弱者を選びだすのが常だからである。そんなことをするとひどい目にあうという見通しが，間接の論理として意識的に働く。

この綿密な慎重さをもって，病棟のあらゆる出来事に日夜注意し，悪いことをしでかしそうな空気を見てとったら直ちに，徹底的論理的に対応措置をとれば，全体の静穏と秩序が達せられるであろう。

＜整った環境が精神療法の基本条件である＞

すべての予防措置にもかかわらず，どこからか悪口，けしかけ，実際の攻撃等の非社会的ふるまいが起こったら，その攪乱者を静かにかつ速やかに，その社会から遠ざけるのが残された唯一の道である。共同社会を害するような非社会的ふるまいから，共同体を守ってやらねばならない。この措置もきわめて静かに慎重に行ない，その張本人をそれ以上不必要に興奮させることは避けるべきである。たいてい攪乱者を同じ部屋の他の場所，あるいは隣室に移すだけで十分である（私たちはこの分離ができるように考慮して，原則として全病棟で患者の日中滞在に必要な床面を２つに分けているが，これは非常に有益であることがわかった）が，これで不十分ならもっと離れた部屋で作業を続けさせる（上述の症例Ａの記述参照）。さらにもっと強力な補助手段として考えられるのは，数時間ベッドに寝かせることである。これらがすべて役に立たないときは短期間の隔離をする。これも無効だとわかったら，最後の手段としては化学的な鎮静剤が残っているだけである。最後の２つの補助手段については，後でもう一度関連して取りあげることになろう。

不穏で簡単な説得では静まらない患者を，デイルームから徹底して遠ざけることに関しては，多くの批判が寄せられた。しかしながら私たちは，母親の夜間安眠を妨げる乳児や，家族の居室を乱し，ぶしつけにふるまう子供に対してするのと同じようなことしかしていないのである。まず私は

一個人によって乱された環境の静穏と秩序を速やかに，有効に回復する。きちんとした環境がすべての精神療法の基本条件であり，非社会的環境は精神衛生上最悪の害をなすという私たちの環境療法全体の基本観念が正しいならば，きちんとした環境をつくらねばならない。そしてこれが正しいならば，私たちはまたこの目的に通ずる道を歩まねばならない。

老人患者の例

　例を3つだけあげる。はじめの2つは80歳台の婦人，高度の精神遅滞を伴なった老人性動脈硬化症で，そのうちの1例は高度の精神荒廃をきたしていた。

　1）日曜の朝。病棟のデイルーム。そこにはおよそ40人の患者と老衰者がおり，7つのテーブルに分かれ，ほとんど皆読書，映画鑑賞，遊戯等をしている。病棟で看護の手伝いをするいくらか知能の高い患者の何人かはトランプをしている。私は2，3ゲームのやり方を教えるために彼らのところに座っている。部屋の中は静かで穏やかであり，低い話し声が聞こえるだけである。ただ部屋の一隅から大きなうめき声がひびく。そこには上述の老人痴呆の患者が座っていて，息を吐くたびにうめき声をだしている。肺の病気でも喉頭の病気でもなく，単なる機械的な習慣である。病棟全体，看護師も患者もこの「あわれな老婦人」の雑音に慣れてしまっているが，それにもかかわらず長く続くと，非情に妨害的に働く。止めるように説得しても，高度の精神荒廃では見込みはない。患者はこうしてしばしば何時間もやり続け，「自分でなんともできない」のだから，皆「がまんしている」ことが私にはわかる。彼女を安楽椅子ごと隣の空いた寝室に連れて行くと，部屋全体の雰囲気は一挙にころっと変ってしまう。その部屋はやっと心底気持ちのよい居室になるのである。

　2）第二の患者は軽い老人性気管支炎があり，しばしば咳をする。しかし彼女はわざと大きく，嫌らしく，食欲を損ずるような咳のしかたをするので，少しでも潔癖の人には吐気を催させる。もう少し小さく咳をしろとかハンカチを当ててするように言うと，かみつくような拒絶の言葉を返す（「誰だって咳くら

いしてもいいだろう」等）ので，やはり咳が出なくなるまで椅子ごと隣室に連れていくしかない。

　3）62歳の女，入院4カ月前から不安感と周囲に対する不信感があった。妄想観念，すなわち無線機で盗聴され，尋問される，食事に毒薬が入れられるなどがある。著明なとくに夜間の落ち着きのなさ。自分で「舞踏病」と称し痙攣（明らかに心因的な）をするが，実際の舞踏病では全くない。病院内で不安な落ち着きのなさ。多量の空気をのみこみ，強いげっぷをして吐きだすという，なんとも不潔な習癖をもっている。止めろと説得しても，「胃病」だから止められないんだ，だという。そうするのを禁ずるとますます強くやる。医師が来るととくに強くなる。

　この明らかにヒステリー性の現象の治療は，げっぷをだしたらすぐ，それについては一言もふれずにデイルームから連れだし，それを止めるまで看護師と一緒に隣室にいさせることである。症状にヒステリー性が一度確認されたら，この症状については患者にはもう決して口にしないことである。この処置を数日間徹底して実施すると，げっぷは完全に止まりその後も再発することはなかった。その後，妄想型の病像が現われたが，数カ月後にはこれもよくなって退院した。

　このような場合，私たちは，嘔吐をもよおすような，あるいは持続的な単調さで神経をたかぶらせる影響から患者全体を保護する責任がある，という信念から出発する。いくらかしつけのある人は皆，嫌な咳の発作が出たらそれが止まるまで皆のところを離れているという周囲への配慮を，自分からしないであろうか。

　デイルームから遠ざけるというこの措置は，決して「処罰」の性格をもったものでなく，脱慣処置でもなく，元来環境の保護のみを目的としたものである。しかしそれは教育的効果をも常にもっていて，興奮した患者の多くは，一人にしておいたり，自分の興奮した話を聞く人がいないと，すぐに静かになってしまう。しかも連れ去られることは，自分のふるまいの不快な結果であって，──意識しているか意識していないかは個々の例で

異なるが —— 行動を変える強い動機として働く。

なによりもまず —— 本病院の入院患者には何十年来ほとんど見られなくなったが ——，精神障害者は自分の自我達成欲にしたがってなんでもしてよく，それに対して周囲も妨害しないということはあり得ず，「自分の行動に無責任」でよいことはあり得ないという経験をさせることに，教育的効果がある。精神障害者も他のすべての生物と同様に，周囲が応ずるよりも少しよけいに周囲に要求したり，非社会的なふるまいをして，厳しい徹底した抵抗につき当たると，やっとそのふるまいを改める。上述の老婦人たちも，徹底した処置の結果，その妨害的な習癖を著しく減じることができたのである。

常同症，衒奇症，不潔な傾向，習慣的な破衣行為，ボタンのねじりとり，収集癖など，周囲にあまり害のない誤った種々の習慣も，すべて看護者が十分注意し，その行為を制止するだけでほとんど跡形もなく病院からなくすことができることは，以前から知られている。

＜悪い習慣を止めさせる＞

この場合もまた，患者の規則的な作業が全く解放的な役割を演ずることも知られている。ここでも成果はもっぱら悪い習慣をつけさせず，反対の有益な習慣を「植えつける」ということにかかっている。精神病院にはこの基本的生物学的な習慣の影響をうけない患者はほとんどいない。

次の経験を述べるに止めよう。

1912年 ワールシュタインでのことであった。当時，症状の進んだ進行麻痺の患者は，身体的に自分で自分のことができなくなり始めると寝かせて治療していた。全く手におえない病気の末期患者が，男子病棟の一室に集められていた。そこにいるのは，精神科医なら皆知っている，すなわち自分ではもはやなにもできず，身体・精神活動の痕跡もない者たちで，部屋にはたいてい6～8人のこんな患者が寝ていた。皆腕や手を掛布団の下に入れ，執拗に肛門や陰部をいじくるので，手を出させてみるといつも不潔で悪臭を放っていた。

第 2 章　作業環境

　この不潔な状態を止めさせるために，患者の手を掛布団の上に置くように習慣づけることができるはずだ，という私の示唆は，まず看護者や若い医師からも，ほとんどあわれみに似たうす笑いで迎えられた。しかし病棟医（惜しくも戦争で倒れたシェレンベルグ Scherenberg）や病棟看護者は，この問題に誠実に辛抱強く対応し，6 週間後には，これらの意識や意志への働きかけなど問題にもされなかった完全に精神荒廃した患者に，手をいつも布団の上に置かせておくことに成功した。

　はじめのうち看護者は日夜ベッドからベッドへと歩きまわって，注意してもまたすぐ布団の下にすべり込ませる手を取り出さねばならず，毎日何百回もそれを繰り返さねばならなかった。はじめはもちろんなんの成果もなかったが，数週後，看護者が近づくと，いくつかの手がもう自発的に布団の下から出されるのが認められるようになった。それから手がだんだん外に出ている時間が長くなり，ついに持続的に出ているようになった。

＜隔離の問題＞

　さて隔離の問題に入ろう（第 1 章参照）。

　私たちがよく短期間の隔離をするという報告は，数カ所から厳しい批判をうけた。もっともはっきりとこの批判が現われたのは，私のインスブルックでの講演に対する討議の際で，そのときも隔離を完全に放棄することは他所でもできていない，という遠慮がちな打ち明け話がいくつか出てきた。私自身隔離を全く禁止している病院で働いたことはない。しかしザールゲミュントでもアプレルベックやレンゲリヒでもそれはできるだけ行なわないようにしていた。ワールシュタインの病院では，私はアプレルベック（1895 年開設）にあった隔離室のおよそ半分を要求したし，ギュータースローの計画ではワールシュタインのさらに半分を要求した。ここでもやはり既存の隔離室の半分を ── 多すぎるので ── 他の目的に使っている。「狂躁病棟」にはすべて看視室のすぐ傍にまだ隔離室があり，いつも使われている。

　賢明な精神科医は誰も古い長期隔離の再開を弁護しないであろう。だが

私たちは，ここでもしばしば産湯といっしょに赤ん坊を流してしまうようなことをしなかっただろうか。たしかに何カ月も何年もの長期隔離は，患者の攻撃に対して周囲のものは保護・保証されても，患者に対しては災いとなったに違いない。患者自身は独房の中で，自分の精神病の働くがままに無抵抗に放置されていたのである。患者の中にある生命のエネルギーは，そこではなにも対抗するものもなく，社会的な働きへの機会すらないために，ただ非社会的な誤った方向にだけしか活動することができなかった。

　しかし私たちが，大騒ぎしたり攻撃したりしてその周囲の平和 ── 切に必要な平和 ── を妨げ，単にデイルームから遠ざけるだけでは十分でない患者を数分間，彼の騒々しい暴力行為を十分に防げる部屋に閉じこめるのには，心理的に全く異なった作用がある。防護の点だけでも，既述の単なるデイルームからの「遠ざけ」と隔離とは区別される。

　どこでもそうであるように，隔離室には防音用に二重ドアがあり，内側のドアには小さな覗き窓がついていて，そこから当番の看護者が目立たぬように患者の行動を観察できる。とくにどう反応するかがまだあまりよくわかっていない患者では，この観察が必要である。それを容易にするために私たちの隔離室は宿直者のいる場所に近いところにあり，隔離した患者を注意している間も，他の患者を視界に入れておくことができる。

　とくに夜に隔離できるということに価値がある，と私が考えているのは，一人の患者のののしり声やその他の大騒ぎによって夜の静寂が突然かき乱され，病棟全体が睡眠から起こされてしまうのを予防しうる他の手段を知らないからである。夜は妨害者を連れていく部屋が他にはない。

　隔離室にはわざと敷布団と合縫いの掛布団だけが置いてある。これは1つには興奮した患者がベッドで悪いことをするのを防ぐためと，もう1つは教育的考慮からである。隔離室にいるより，できるだけ早く，気持のよいベッドやデイルームに帰れるように努力したほうが得だと思わせるためには，隔離室はあまり気持のよいものであってはならない。それにより快楽獲得への生物学的努力が，社会的ふるまいの動機として天秤にかける皿の一方に，一緒にかかるようにしてやるという考えからである。この生物

第2章　作業環境

学的期待が裏切られることは稀である。

＜短時間の隔離の実施＞

　隔離の適応が生じたら —— それは昼も夜も予期しないときに起こってくる —— 即刻実施しなければならない。でないと，その目的全体が見誤られやすくなる。しかし医師の指示なしに隔離してはならない。医師は一般にその患者をよく知っているので，どこで隔離が問題になるかわかっている。これらの患者を，医師はそのつど各病棟にある看護報告簿に記入する。病棟主任看護者は，その条件が揃ったら隔離を実行しなければならない。医師はあとで隔離が正当であったかどうか確認することになる。

　1回の隔離の時間は私たちのところでは，せいぜい30分に制限していて，患者が落ち着いたら30分より早くてもすぐに隔離を止める，という規準で行なっている。しばしば患者は自分の妨害行為が注意されだしていると気づくと自分から静かにし「気をつけるから」とすぐに約束する。そのときはもちろん隔離は中止する。それは決して「これこれをやったので，その分だけ隔離する」という処罰的性格のものでなくて，常に「他の者をこれ以上混乱させてはならない」という防護的性格のものでなければならないからである。

　短いほうの時間には制限をおかないで「目的が達成されるかぎり短い時間」とする。たしかにこの30分という時間の合目的性についてはいろいろな意見があるであろうが，きちんとした上限がどの病院でも必要だと考える。というのは，患者治療における厳しい補助手段（隔離，纏包や持続浴）は，実際に厳しく適応すべき場合にだけ，分別の範囲で用いられるべきであり，図式的な患者治療の普通の補助手段となるべきではないからである。実際，このような手段を発展するにまかせておくと，そうなるのはごく簡単である。

　なお，混乱を避けることは，隔離や強い鎮静剤によって片づけるよりも，より高度の治療様式であろう。日報に隔離と投与した鎮静剤の数が増加するとき，それは常に，精神療法，「積極」療法でなにかがうまくいってい

ない兆候である。

1カ月の隔離数

　この節を書いていたときと（1927年11月），前月分（1927年10月）の総隔離数の集計を行なった。340人の男子患者のうち10人が延時間135分，460人の女子患者で157人が延時間2,895分であった。私はその結果を見て驚いた。それは非常に具合の悪いことである。ほかの月の中からもっと好都合な月を探しだすことは容易だが，正当ではなかろう。あらゆる治療的問題の解明は，そのあるがままの実態から出発するときにのみ可能である。時間（1カ月は31×24×60＝44,640分）と現在の患者数から月平均して男の0.00089％，女の0.014％，両性合わせて0.0085％が隔離されたにすぎない，と計算するならば，この数字もいくらか驚きを減殺する。

隔離した患者の内訳

　表（省略）によれば，女子患者の結果は当時，主に5人の被保護者によるものであり，この5人だけで隔離とその時間のほとんど半分を占めていて，他の半分は32人のいろいろな患者によることがわかる。

　一人の患者（非常にたちの悪い性格をもった精神病質的基礎のうえに，軽い破瓜型の興奮。この治療問題については後でまた特別に述べることになろう）は，とくに夜間のすさまじい大声の感情爆発（悪罵と怒号）から周囲を保護するために，月の後半だけで（10月15日から31日まで）20回，延時間にして395分隔離された。躁性興奮の一婦人は礼儀正しい基本人格であるが，躁病時はしばしば大声をだして，それによって混乱を惹起した。1名は感情爆発時は全く放らつな「精神病質者」。1名は怒りやすい基本性格をもった中等度の精神遅滞，1名はひどく意想散乱し，強い内的興奮でしばしば内因性に動揺し（つづいて非常に勤勉な活動をする），抑制のきかない饒舌癖のある慢性統合失調症患者である。

第 2 章　作業環境

　これらの症例では —— おそらく躁病を除いて —— 精神療法の失敗が問題になる。これまでの方法ではこれらの患者で成果が得られなかったことがわかったので，共同研究で他の方法を見つけようと努めた。それは何人かの患者では非常に難しく，何カ月もかかった。完全に落ち着き退院した躁病患者（この例は大した証明にはならないが）をのぞいて，他の 4 人はまだここにいる。2 人の最重症患者，精神病質的統合失調症と精神遅滞患者はかなり前から素行がおさまってはいるが，たえず非常に気を配り，注意深く行なう精神指導の下においてである。他の 2 人もずっと良好な協調的態度を保つことに成功している。

＜医師の課題＞

　発生する深刻な混乱のすべてについて，その原因を発見し，それがどれだけ患者の人格に，どれだけ病気の経過自体の動揺に，どれだけ周囲との関係に基づいているかを探るのは，医師の課題である。そのとき私たちはその困った事件を，場合によっては避けることができたかもしれないということをしばしば見いだすであろう。

　その例として最後に，日常的にありがちな経験を 1 つ述べておく。
　いつもの回診でないときに重症患者病棟に来たところ，隔離室から大声でののしるのが聞こえた。聞いてみると患者 F がひどく興奮して，静かな病棟から連れて来られたばかりだということである。F は中等度の精神遅滞で強い精神病質的色彩があり，健康者とでも患者とでもすぐに紛争を起こす，全く抑制のない感情興奮性をもった女子患者である。彼女はもう何年もここにいるが，はじめは比較的ちゃんとして勤勉であった。
　しかしその後 —— 明らかにとくに基本的病像の変化ではなく，主として周囲との相互作用から —— 次第に行動が悪化し，ついに狂躁病棟に連れて来られ，そこで長い間最悪の患者たちの一人で，不満と喧嘩と紛争の中心となっていた。主治医は何カ月もの継続的な，非常に骨の折れる注意深い治療によって再び患者を制しうるようになり，状態を改善することに成功し，非社会的患者の看視の状態から静かな病棟に移すことができた。そこでずっと長い間うまくいって

いたが，Fがまた騒いで，そのために看視下に戻されたという報告が，「再発」として日常的な病院運営の日誌の中で片づけられていた。一体どうしてそうなったのかという私の質問について，はじめは誰も答えられなかった。さらに立ち入って調べた結果，やっと，Fがもう2,3日前から「不機嫌で」「興奮」していたことが判明した。そしてここでは「積極」療法は失敗した。それは医師でなく，この不機嫌に気づきながら，この重要な観察を全く報告しなかった病棟の看護者の失敗であった。

すぐれた良心的な外科医のところに，嵌頓ヘルニヤの患者が壊死と腹膜炎と虚脱が起こってはじめて連れてこられても，外科医の技術や労力は一体なんの役に立つであろうか。それは決して不釣合いな比較ではなく，その関係において，精神科医についてもその場合の外科医と全く同じことがいえる。難しい精神病者の精神療法に従事している医師が，その軽度の状態変化を適時知らされていたら確実に，さらに患者の状態が悪化したり，以前の反応型に逆戻りするのを防止できたであろう。

＜隔離と薬物療法＞

隔離を絶対的禁忌とするものに自傷行為や塗糞症などの傾向があげられており，このことに私たちも異論のないことは言うまでもない。隔離が有効な場合，たいていは即刻，数分後に効果が現われる。私たちの記録では平均18～20分間であった。許可された30分ぎりぎりまで隔離しても，たいてい治療的効果はあがらない。そんなときには問題行動に対する最後の手段，すなわち鎮静剤の適時適用に気をくばらなくてはならない。

薬物治療に関する新しい見解を語ることは私にはできないが，私たちは合目的的な根拠から以下のことを別々に評価すべきである。

1) 薬物の本来の治療的な適用，たとえば，うつ状態における療法，進行麻痺を含む梅毒性疾患の原因療法，てんかんのルミナール療法，ゾムニフェンその他薬物による持続睡眠療法などがある。内因的な，根底に根ざした興奮を"鎮圧する"ために比較的少量の鎮静剤を持続投与する方法もこの中に入れられよう。

2）すでに興奮し，周囲を悩ませている状態を鎮圧すべく，作用の強力な薬物を強引に与え麻痺させる投薬法がある。これは隔離と同一レベルのものと言える。

両者とも全く不要とするわけにはいかないが，これら強力麻痺薬の使用は他の治療が無効の場合のみとすることを決して忘れてはならない。使用する際には，医師は個々の症例につき，いかにして使用を止めるかを常に念頭におかねばならない。麻痺作用のある鎮静剤は，患者の原本的な生命エネルギーを共同社会生活に順応させるため私たちが用いる，最終的かつ最強の武器なのである。患者がいったん鎮静されたならば，その後は比較的少量の投薬で，持続睡眠ないし麻痺状態にならない程度で，ひどい非社会的反応が抑えられているように配慮する。この点は正統な持続睡眠療法と一脈相通ずるが，また相違点もある。持続睡眠療法が数日の間，患者のほとんどすべての反応を遮断してしまうのに対し，鎮静剤の投与法では非社会的な"制御しがたい"反応だけを抑制し，"ブレーキをかけ"，社会的で有用な諸反応を，秩序ある活動の形態，すなわち仕事という形で生起させようとするものである。

薬の使用量は意図した目標に達するに十分でなくてはならないが，絶対に必要な薬量より上まわってはならない。そうすることで，ひどい興奮を再発させずに薬量を徐々に減量し，ついには完全に薬を中止してしまうことに，しばしば驚くほど速かに成功する。トゥム Thumm[1] は，強力に作用する鎮痛剤の薬量を避け，しかも以前には決して得られなかった平穏をもたらすことに，短時間内で成功したと報告している。まだ彼ほどの成果は得ていないながら，私たち自身の経験からもそれを確証している。継続的・強力ないし超強力な鎮静剤使用によって，精神病院が全体的により平穏になるなど私はまだ経験したことがない。薬剤のこのような使用は，疾病の問題行動は克服するが疾病そのものは克服しないからである。

1）Zeitschr.f.d.ges. Neur. und Psych., 103 巻, 226 頁。

＜鎮静剤連用の危険＞

　疾病そのものに対しては，とにかく精神的治療，脱習慣による以外には手立てがない。強力な作用をもつ鎮静剤を連用すると習慣性となり，その結果ますます大量の薬量に達し，多くの患者はその注射に慣れ，心底から要求し，注射なしでは眠れぬほどになる。また，スコポラミン，モルヒネの注射を熱望するようになり，医師がそれを拒んでも，薬を与えられるまでは長時間騒ぎ立てるようになる。積極的治療では，このような危険を常に心にとめ，これを追放しなければならない。

＜看護者による与薬＞

　非社会的な反応は，それが一度成立し持続するといずれ非社会的反応型の習慣化の方向へと働くので，できるだけ早期にかつ速やかに制止するか，あるいは未然に防ぐことが，積極的治療を構成するもっとも重要な要素である。これには鎮静剤の速やかな使用も含んでいる。

　夜，医師が呼ばれ到着するまで，数分〜数十分の償いがたい時間が経過する。したがって次のことが重要である。回診時に，各病棟備付けの薬物指示簿に次の回診まで必要と予測される薬物投与を記入しておく。その際，必要ならば，処方薬投与は病棟の上級看護者の任務としておく。医師は次の回診時，報告簿と報告に基づき種々の出来事をチェックし，その性質，原因および経過，行なわれた処置を再検討し，とられた処置が不適当である場合には今後やらないようにするなどの指示をする。使わなかった薬の処方は青鉛筆で抹消する。医師たちは投薬を看護者にまかせることに対しては疑念をもち，不在の際に看護者がスコポラミンの注射さえする事態になることを危惧していたが，皮下注射は今日熟練したどの看護者もその技術をマスターしており，試験をすればこのことは証明されるに違いない。

当院での薬物使用量

　次表は1928年7月現在，鎮静剤と睡眠剤のわれわれの病院の使用量（本著作の直前の前月分）で，平均497名の患者構成の女性側の数量である。

第2章　作業環境

0.001 ⎫	スコポラミン	1 例 1 日
1.13 ⎭	モルヒネ・スコポラミン	
0.113	併用………………	延 104 例
88.0	スルホナール…………	43
275.0	パラアルデヒド………	32
68.5	トリオナール…………	32
73.5	ベロナール……………	42
28cc	ゾムニフェン…………	14
3.7	ノクタール……………	23
0.14	モルヒネ………………	6
	計	297 例

　男性側の薬量は比較的少量で，またその構成も多少異なった。この差異は医師たちの個人個人の考え方により生じてきたものである。

　表中には，てんかん患者の発作に対して継続的に投与されているルミナールは含まれていない。一方，単なる不眠，また持続睡眠的な処置や"鎮静的"な処置に使用した薬はすべて含まれている。とにかく，われわれの薬物使用量は決して少なくはない。以前の使用量よりも著しく少量になったとはいえ，たとえばトゥム[1]が彼の病院について報告している量よりは，はるかに大量である。いずれにしても，これは私が好ましいと考えているよりはずっと多い。

　隔離の際と全く同様，患者たちのうちきわめて少数の者だけが前記薬物使用の大部分を占めることによるのだが，しかし1928年夏に"これこれの数の不穏患者の入院を引き受けた"とか，患者の誰彼が"落ち着かなかった"とか，さらには，わがウエストファーレンがトゥムのシュワーベンよりも不穏患者の数がどれだけ多いかということで自らを慰めようというのはまさに愚かで，「積極」的療法に逆行するものである。

　私たちはむしろ個々の症例，とくに"薬物の大量使用者"に狙いをつけて，鎮静剤で果たせなかったことをはたして精神的方法で効果を得ることができるか否かを見なくてはならないであろう。私は現在（1929年1月），

1）Zeitschr.f.d.ges.Neur.und Psych.103 巻。

とにかくも効果が生じており,しかも大多数の症例に関していえば著明な効果をあげていることを付言できる。必要量より少量の薬物処方で,その際起きてくる不穏を顧みずに,単純に薬物統計を改善させようなどとはもちろん全くの誤りである。"平穏"という命令は絶対である。この命令を果たすことこそ第一の要請である。"積極的"な医師にとって重要なのは,彼がこれを果たそうとする意志の有無ではなく,いかにしてなしとげるかという方法だけである。

3 考察と結論

1 考　察

　　＜患者を仕事につかせる＞

　治療上もっとも難しいのは，第一に「高次の」主として意識的な精神機能がなお比較的に温存されている多くの入院患者（精神病質者，多くの中等度の精神遅滞者）の問題である。第二はこれらの意識的精神機能が基本的な脳障害のため高度ないし完全に除外されている患者，すなわち，アメンチア，統合失調症の初発状態と新たなシューブ，またときには進行麻痺の患者の問題である。

　本書の第1章で後者に関し，興奮している患者を，まさにそれを鎮めるために可及的早期に仕事に就かせるべきことを述べたが，存在すると見られる基本的刺激現象を，まず少量の適当な薬物投与によって制し，組織的に"訓練しつつ社会的方向へと押しやる"ことで仕事が始められる程度に興奮を和らげることが大切である。

　最初のうちは，きわめて簡単かつ容易な作業でも成功しないことがよくあるが，このようなときには患者に服を着せて30分〜1時間，中庭内で散歩に誘導する。まず看護者が患者の腕をとって，芝生や花壇を飛び越えて走ったり小枝をむしったりせず，規則正しい歩行運動が行なえるように慣れさせる。この際，他の一切の刺激を遮断する。急に強制したり，患者を「説得」しようとしたり，誰かが通りすがったり，医師が顔をだしたりしないようにする。医師の観察は目立たぬようにしなくてはならない。私は再三次のような体験をしてきた。

第3章　考察と結論

　重症の"躁的"興奮で入院してきた女性患者がすっかり落ち着いて，看護者の腕をとって庭園内を歩いていたのだが，私が同僚とともに隣の建物のベランダから観察しているのを認めると，その患者は即座に腕を目茶苦茶に振りまわし，大声でまとまりのない話をはじめた。このような状態のときは他者からの"刺激"を避けるため，もう一度2〜3日間患者を共同デイルームから遠ざけておくのが得策である。作業参加の試みは，たとえば誰も居ない庭園内の散歩に関連させて落葉をかき集めるなどきわめて慎重に行なう。これらの処置に必要な落ち着きを取り戻すために多量に薬を与えざるを得ないときには，眠気がさしてきてしばしばごく自然に臥床してしまうが，屋外よりもベッド内のほうがさらにうまくいくように思えたら，医師は作業療法の原則に固執するのではなく柔軟に対応する。扱いにくい症例では，もっとも速やかに役立つ手段が常に正しいのである。

＜ベッド治療＞

　ここで，積極的治療の補助手段としての臥床療法について述べる。薬物の適応と用量決定は，治療的作用と同時に毒性作用もあることをふまえなくてはならない。モルヒネや他の薬物におけると同様この薬物も，期待される効果を達成するために絶対に必要とされる量以上を指示してはいけないし，私たちはその危険性や副作用をいつも銘記していなくてはならない。
　臥床療法を用いるのに普遍的な適応症 ── 身体的疾患に対するものを別として ── を私は知らない。つねに個々の例につき，患者がいかに反応するかを調べ，正しく観察することが必要である。臥床療法の作用については，とくに1890年頃から1910年までの20年間に広範な文献があるので，ここではそれを示唆するに止めるが，私には，精神の隔離，外界からの刺激の遮断がその作用の前景に立っているように思える。強い気分変動に支配されている患者の「不機嫌」のとき，多くの婦人の月経のとき，不眠の後等に当てはまるが，なにかに腹を立てて何時間も悪態をつき，周囲を刺激するのを常とする患者は，ただ一人ベッドにおいて，その言葉に耳を傾ける者が誰も居合わせぬようにすれば，騒ぐことをやめる。

したがって，内部から起こってくる（たとえば妄覚による）興奮では，臥床療法はなにも役に立たないのである。ベッドに横たえておくことの隔離作用のほかに，ときにきわめて重い興奮例では「子守歌で鎮めて眠らすような」生活事象を低下させるような作用が利用される。しかし医師がこの際決して忘れてはならないことは，この「就眠」はもともと有害な，病的に亢進した生命現象に作用するだけではなく，生活事象全般，すなわち有用で健康な事象にもおよぶことである。このため治療適応のジレンマが生じ，このジレンマからの脱出は，個々例についての鋭い心理学的な分析，精神医学的な豊富な経験，またある程度の大胆さによってのみ可能となる。
　このようなジレンマは，臥床療法に対する身体的適応症と精神的適応症との間でもしばしば起こる。また私たちの長年の経験によれば，重い基本的興奮状態はその精神病の形とは全く無関係に，臥床療法ではたいてい効果がない。このような症例には積極的方法が，ほとんど常にきわめて速やかに奏効するのである。しかし，このような患者はその不穏の結果，しばしば小さな外傷を負い，炎症を起こしており，それが蜂窩織炎となり発熱することがある。こんな新入院患者が病院によく来る。

＜安静は相対的である＞

　転倒による外傷や内部疾患も，いずれも臥床安静が重要な適応症であるという意味で治療に関係してくるが，精神的適応からいえばベッドから離れさせるべきである。安静にしている間は，以前のいまわしい看視広間の光景，制御不能の不穏，不潔，破衣，病像の固定等の展開がしばしば見られ，そして身体疾患の改善が「積極強化的」精神的治療の再開を可能にすると，まもなく万事が速やかに快方に向かう。
　私たちは個々の患者が良くなったり悪くなったりするのを観察しながら徐々に，少しぐらい発熱していても，責任のとれるかぎり臥床安静の身体的適応を制限するようになったが，とくに内科および外科臨床で学んだことに順応し傾倒している若い医師に，このような治療上の切換えをすることは全く容易なことではない。しかし，次の例を考えていただきたい。

第3章　考察と結論

　一人の錯乱興奮の女性患者が気管支炎のためにかなり発熱し，ベッドに半身起きあがり，肌着も寝衣もボタンをせず，ベッドの布団を半身からはねのけている。2，3分ごとに看護者が寝かせ直すが1分後には再び同様の格好に戻っている。看護者が患者の傍に座り脱がないようにしようとするといよいよ具合が悪くなり，看護者は患者との間に悶着が起こる。

　このような状況では身体的疾患の観点のみからいっても，臥床によって求められる適度の保温と安静さえ存在していない。むしろ患者に服を着せて温かくし，手編みの靴下をはかせて，快適な肘掛椅子にかけさせ，他の患者たちの間に座らせるか，あるいは暖かいときには，庭内散歩に誘導するならば，身体的適応もずっと良くなるだろう。「安静」という概念もまた相対的なものなのである。治療で安静を要するという場合，それは個々の症例で達成される安静だけに関するものである。患者がそのときどきの気まぐれ，怠惰やわがままに従って起きたり臥床安静したりするものではない。医師は患者の希望に従うのではなく，重要な治療的補助手段として，その本質をふまえ十分熟考された応用とすることである。

＜精神病質者により起こされる攻撃＞

　精神病質者，精神的障害の少ないてんかん患者や精神遅滞者が惹き起こす難事は全く異なる性質のものであり，それはわずかしか障害されていない精神的エネルギーがしばしば意図的に，非社会的行動に利用されることにある。のみならず著しい「悪への意志」，なんら得るところがなくとも他人に害を加えようとする欲求を起こすことが，決して稀ではない。このような基本的態度が，遺伝素質に基づくものか，またどの程度まで習慣ないし欠陥教育によっているのかは，ここでは論じない。

　幸いにして，このように特別な面倒をみさせる者はごく少数の者であるが，彼らについて言えることは，その非社会性がだいたいにおいて人格の病的部分や基本的エネルギーの障害から起こっているのでなく，むしろ，環境の所与に対してさえも不気味な論理で反応する生命力の直接の，非常

に強力な発露にほかならないことである。(しばしばその論理は単純で，自身を環境に適応させることよりも，環境そのものを自分に適合せしめようとするものである。)この結果として，始終喧嘩などのいさかいを引き起こすが，もっとも非社会的な劣悪者はその行き着く先が結局精神病院となる。彼らの環境に対する攻撃はさらに続けられるが，ここでの管理責任は精神科医の手にある。この闘争においても結局は，より首尾一貫した論理だけが勝利をおさめるのだが，その強力な精神的力は，非社会的方面に注ぎ込まれており，なにものも顧みずに，あらゆる挑発，脅かし，暴力，情動の爆発，反抗，偽り，中傷等を行なう。医師側での，現実的な力がごく限られていることを，問題の人々(私はこのような関係上，故意に「患者」なる言葉を避ける)はこのことをよく承知しており，それにつけ込んでくる。彼ら自身にはなんらの規則をも認めないが，相手がなにをしてよいか，またはしてはならないか十分注意している。(戦争の場合と全く同様に！)

患者の脅かし

この逆らいが全く意識してのものであることは，これらの患者がよく使う言辞に現われている。「別荘に移してくれ。でないと暴れるぞ」「お祭りに連れて行ってくれないと窓ガラスを全部割ってしまうから」。新たにある病院から当院に送られてきた(あまりに非社会的でそこでは手がつけられなかった)患者は，着くなり花瓶を壁に投げつけて言った。「みていろ……」「ギュータースローもやっつけてしまうから」。奇しくもほとんど同時に感化院から送られてきた放らつな非社会的精神病質者と放浪癖者が，文字通り全く同じ文句を吐いた。

これらの連中の私たちの治療方針に対する構えには一興あり，病棟での静穏秩序が非常に重んぜられていることは患者たちにとっても周知の事実であるから，まさにこの事実を闘争，脅迫手段として用いるのである。「(言うようにしないと)今夜火事が起こるぞ」「今夜は誰も眠れないぞ」。これらの者は医師には暴威をふるわないが，代わりに医師の仕事を妨げることにより不満を晴らす。彼らは私たちの弱点がどこにあるかをよく知っており，夜間隔離や投薬は大部分，これらの分子による意図的業務妨害に帰される。このような患者が1年間にど

第3章　考察と結論

れだけ環境妨害をなし周囲の者に迷惑をかけたか病棟日誌からたどってみると，本当に驚かされる。これらの例で一定の緩和を得るには，院長を含めた全医師のみならず，看護者の多大のたえざる努力，忍耐，注意，実行が払われた。

＜非社会的行為と医師の態度＞

　きわめて非社会的な者の治療に関する，もっとも重要な論理的結論は，非社会的，横柄さ，脅迫的態度に対して，決して感じとられるような譲歩をしないことで，うるさいからほっておきたくともそれは不可とすることである。総論で戦線後退とその必然的結末について，私の述べたことがここで想起される。当座はおそらくそれで静かになるであろうが，それは敗北の代価を払ったものである。敗北は常に戦争の相手のほうが強いことの現われである。かかる敗北は，まだ経験の浅い若い同僚が稀ならず体験するが，それは年輩の同僚がそのおそれがないという意味ではない。

　じだんだを踏んだり，怒号したり，罵倒したり，脅かしたりすることにより，医師を自分の思うようにすることができるとか，医師が自分を，また自分の爆発を恐がっているのを見すかすと，必ず次の機会にその経験から論理的結論を引きだすのである。そしてこの基本生物学的論理は，まだ思考もはっきりしており目的をもった意志行為もできる患者に該当するばかりでなく，緊張病，躁病，進行麻痺患者の下意識でも通用するのである。

　生物学的見地からの結論は，非社会的患者との表立った争いに入りこまないことである。それはこんな争いでは必ず医師のほうが負けるからであり，最後の切り札は患者だけがもっているのである。既述の安眠妨害を考えてみてもらいたい。これには究極のところ隔離もスコポラミン注射も実力手段も役立たない。そして非社会的患者は，病院と医師に対する闘いで，きわめて速やかにこの容態にいたる。患者側の行動にはすべての表現形式，すべての感情が速やかに一緒に加わってくる。そうなると当分医師のほうは負けである。

　精神科医がすべての場合に真に頼れる唯一の武器は，彼の個人的優越性で，これは絶対に渡してはならない。それは誤ったところのない観察－思

考－実行という論理の鎖として表現される。この論理の強みは（実際上，肉体的力の不均衡時）攻撃ではなくて防御にある。年輩の精神科医は，非社会的な患者をしっかりつかまえて「取り押さえた」ことが1,2度はあるであろうが，それは例外であり，決してそれに頼ってはならない。こんなつかみあいで医師のほうが負けたら，成功の望みはきわめて少なくなる。

また防御でも相手を不必要に刺激することはすべて避けなければならない。それによってのみ感情激昂性の爆発を防げられるのである。

不必要な刺激を避ける

この点いかに慎重を要するかは，次の小さな経験が示している。それは二人の福祉施設の女の子で，ともに重い精神病質者で非社会的ふるまいのため，とうとう精神病院への入院となったものである。反抗がひどく，長い間非常に苦労した結果，情勢はずっと改善され静かになっていた。そこである若い医師が回診の際，裁縫室でこの両人に会った。二人は隣り合ったミシンの前に座り，仕事をしながらお喋りしていた。私たちは，非社会的分子を一緒にしておくのは，多くの場合お互いにあまりいいことは覚えないので避けるようにしているが，この医師は半分冗談まじりに「おや，模範生が二人ご一緒だね」と言った。その結果，その一人が数週間ひどく感情的に興奮し，激しく闘争的となり，平和を乱してしまったのである。よけいな刺激をしないように二人を離すべきであった。医師は見て見ぬふりをし，後で機をみて看護師長と二人のうち一人を他の仕事に向けることを協議し，次の日に看護師長がそれとなく別の口実をつけそれを友好的に行なえば，決して難しくなかったはずである。

患者は私たちが彼らのために考え行なうことをすべて知る必要はない。遺憾ながらこの点，おそらくすべての病院（私たちのところでもそうであるが）で，患者の世話をする職員の不必要なお喋りのため，多くの不都合なことが起こっている。こんな世話をするとき，その理由について自分たちの意見を患者に言わずにはおれないのである。

第3章　考察と結論

＜非社会的攻撃に対する防御戦略＞

　あらゆる種類の非社会的攻撃に対する医師のもっとも重要な防御戦略は，険悪な傾向になる恐れのある討論はすべて回避することである。長年私は，患者が失敬なことを言ったり，私を侮辱したりさせないことを固い信条としている。新しく入院してきた患者が少しでもそういう様子を見せたら，一言も言わず踵を返し，おいてきぼりにする。こんな場合，なにを言っても爆発を誘起するからである。それでも患者がどなりたて騒ぐようならば，すべて他の場合にとるのと同一の措置をとる。その後で看護者が機をみて，訓戒的調子でなく友好的に，話しかけるときにはおとなしく礼儀正しくふるまうようにすることを患者に悟らせる。そしてできるだけふれずにおいてやれば，遅くとも2, 3日すると彼は自分の希望をきちんと述べるようになる。半分くらいでも正気のある患者は，今日までのところほとんどすべて，この礼儀正しい接触のしかたを覚えた。すべての患者に対し，立派な健康者に対すると同様，いつでも真面目で善意ある客観性をもって接し，心を傷つける蔑視や押し付けがましい親密さ，めめしい同情の気分をだしたりしなければ，たいていの患者は自らちゃんとした人としてふるまい，または少なくともそう努めるようになる。興奮した者との交渉はいつの場合でも無駄であり，すぐ口論となって，かえって興奮をあおることになる。医師や看護者の側から患者への粗野な言辞も悪い刺激となって，患者が同じ調子で受け答えする危険を有し，それは常に権威を損なうものである。

＜説諭，訓戒は失敗する＞

　すべて説諭，訓戒はどんな健康者にとっても（たとえそれが妥当なものであり，また丁重に行なわれても）癇にさわり，反駁（生命のエネルギーの独自の作用に対する「直接」「個人的」攻撃）を呼ぶものである。したがって，この感情をはらんだ反駁は決して病的なものではない。しかし健康者であれば，この反射的な反駁を思慮分別により抑えられるが，精神病者，精神遅滞者はこの能力が多少欠けているので，こんな患者を説諭・訓戒でただそうという試みははじめから失敗する定めにある。繰り返し行な

ったりするとますます感情的闘争心を煽る結果となる危険が大きく，手のつけがたい劣悪な患者ほど，その傾向にある。患者の取り扱いに失敗する非常に多い例は，この基本的なことを考慮しないことによる。

　説諭は，たいていその原因である本能的反駁を別としても大部分の精神病者で全く無益である。それはそのために本質的に必要な前提条件である明瞭な把握，はっきりした思考，正しい意志がないからである。まして，外からの要求のために自己の本源的な意欲を抑える，利他愛という，他人に対する義務を教えることはさらに難しい。それは健康者にとってさえきわめて難しいことがらである。

＜強制措置＞

　実力行使の欠点については本論中ですでに繰り返し言及した。それからプラスの成果が得られるのは稀にしかない。強制手段（必要によっては実力を用いても）がやむを得ないのは，患者自身および周囲の者をその挙動による被害から守るため，ならびに嫌がる患者に絶対に必要な処置を施すためのみである。患者がわがままな子供のように風呂や着換えや髪をとかすのを拒むからというだけで，不潔で乱雑な状態に沈下させてはならない。

　これらすべての措置において，その精神的効果には実施者の態度が非常にかかわりをもってくる。真にすぐれた能力，落ち着き，とくに首尾一貫性をもってすれば，手に負えない患者も不可避的に働く力に負け，たいていの場合まもなく制せられる。それが患者に残された唯一の途だからである。わが病院で始終見られることであるが，実力行使の場合，患者と争い，「つかみあい」になるのは全くまずい結果をきたす。それは実力行使そのものは正しくとも，やり方が悪いとか不十分とか，一貫していないときに起こる。このようなつかみあいが続く毎秒ごとに，患者には新たな感情，怒り，激昂，憎しみ等があおぎ立てられ，それが病院，医師，看護者に対する患者の基本態度に反映してくるのである。行き当たりばったりで，一貫性のない施薬の形での，患者との有害な「化学的つかみあい」のあることもついでに言及しておく。

第3章　考察と結論

　<拘束具>

　この関連で道具による強制につき一言付け加えると，私たちはもうずっと前から拘束衣や拘束手袋を持ち合わせず，箱ベッド，鉄格子付きベッド，ハンモック等ははじめからない。しかしたまに手に負えない患者に対して他の補助具を使用することがあり，拘束具は全面的に廃止すべきではない。

　私の経験から体得した確信であるが，患者自身のために有害な多くの習慣を止めさせる目的で，手の機械的拘束を精神療法的に使うことは有効である。いずれの病院も，たとえばこんな患者をかかえている。おとなしくて熱心に仕事もするのに顔や手を引っかき始終血だらけになったり，頭髪を引き抜き頭が禿げてしまってもその癖がどうしても治らない患者である。職員が日夜多大なる注意を払いこの習慣をやめさせようとしても，なかなか成功しないことがある。煙草好きな患者の一人（妄想性痴呆）に，始終顔に引っかき傷をつくるのをたった一度我慢したら好きな煙草を1箱やると約束したが，まったく効き目がなかった。こんな患者には，引っかき始めるや否や即刻両手を1時間帯で縛りつけた後，またかき始めたらすぐまた縛られるということを意識させ，はずしてやり，これを前に述べた布団の下から手を出させた進行麻痺患者の例でのように一貫してやり続ければ，2，3週間内に確実に同じ結果が得られるであろう。これらの比較的無害の逸脱行為をもって，病院から一度「追放」した拘束手袋を再び取り入れる十分の理由とするか否かは，個人的見解の問題として止まるであろう。

　<ヒステリーへの対処>

　周知のごとく統合失調症，躁病，ないしはメランコリーの病像の多くは，しばしば演劇的気分をもち，それは病気の本質と直接の関係はない。多くの若い者の統合失調症の始まりでは，既往歴を知らないと，それがヒステリーか本当の精神病かわからないくらい演劇的な，明らかに「つくられた」誇張されたものが主になってくる。この病像の成分は，真の精神病により「曝露」された人格の成分でもある。実際にすべての人が「ヒステリー気

があるか否かはしばらくおくとしても，確実なことは，この傾向は自分の意欲の充足を積極的な行動によって獲得しようとするのではなく，程度は落ちるがその埋め合わせを，いろいろな目立つポーズ，ゼスチャー，理由のない苦情で周囲のものの注意を惹くことにより，手軽に取得しようとする，弱い性質の者に非常に多いことである。健康時には一定の自制，思慮に制せられているが，精神病によってこの抑制が脱落すると顕現する。それは衒奇の始まりのしつこさ，ポーズ，ゼスチャー，または「手品の呪文」とでも言える態様で認められ，医師や看護師長が入ってきて患者を見たり，患者にかかわったりするとき現われ，昂進する。

　その療法は，年輩の精神科医のよく用いたヒステリー療法でよい。患者を見たり注意したりせず，とくに強制的な治療を試みないことであり，それは多くの場合逆効果を起こすのみである。ヒステリーは，いろいろな表現によって自分への特別な関心をよぶことを欲しているのであり，この目的を遂げれば病状は増悪されるのみである。

　しかし今日，これらのヒステリー性その他の心因性の症状を，昔の精神科医のように病院の中やとくに外で事大的に取りあげるのが良い効果をもたらすか，あるいはそれによりかえってこれらすべての心因症を生産しているのではないかという問題は，私がしばしば自問し，いまだ満足な答を得ないでいるものである。

＜心因性要素＞

　しばしば強度の心因性要素（直接の感情的爆発を別として）をもっている重い病像，ないしは重症のアメンチア様，あるいは躁病性の興奮状態が，適当な精神療法により強く影響されるのを考慮することは，治療上重要なことである。今日，過去の経験に反し，重い症状がしばしば目立って速く消退するのはこの心因性であり，これが心因的に変ぜられる病像要素に由来し，実際の脳の疾患が回復するためでないことを私は疑わない。つまり，この「疾病の誇張」を除去した後なお残存しているものが，はじめて疾病そのものということになろう。

第3章　考察と結論

　この誇張は，症状のぞんざいな押しつけがましさ，ことに医師に対するときのそれにより認知される。その治療においては（積極療法と関係なく），患者（多くは女性）とあまりかかわりあわず，誇張した症状にあからさまな注意を払わないという，絶対的指針を守るべきであろう。その際，実際には患者から目を離さないことが必要である。とくに警戒すべきことは，治療にかかわりのない熱心だが浅はかな者が不適当な手出しをして，医師が慎重に改善していたものをすべて駄目にしてしまうことである。細心の注意を払いこれを避けねばならない。このきわめて難しい例では，治療全体の一貫性が非常に重要なのである。

〈拒絶症〉

　拒絶症は二次病症と見なすべきではなく，それ自体は全く正常の生き方の表現と見るべきものである。すなわち他のものからの働きかけに対する個人的反応である。それは前述したように小児でよく見られるものであり，強情，わがままの形でしばしばきわめてはっきり現われる。その生まれつきの素質の程度には大差があり，これを全くもっていない者はなんでも言われるままの愚か者になる。私たちはしつけにより多少とも苦労しながら拒絶症に打ち勝つように慣らされるが，多くの人でその傾向は保持されているのが認められ，教養のある者でさえ（職業上のやりとりでも），思慮と適切さをもってこの克服を達成するのがいかに努力を要するものであるかは，よく目にすることである。

　精神病はこの矯正を除去するので，この脱落が大きいと緊張病の患者でよく見られるばかげた形の拒絶症が生成される。拒絶症がなぜ本病でかくも明瞭に顕現し，他の病型ではそれほどでなく，また1つの疾患の経過中に一過性ではあるが現われるのはなにゆえかについてはここではふれない。治療上ではこれが真の病気の症状ではないという結論で十分である。しかしその治療は精神療法上もっとも骨が折れ，またもっとも難しい課題に属し，常に成功するというわけにはいかない。失敗の大部分は，この領域に属する閉ざされた城壁に全く入り込めないことからくる。実力行使の有害，

不当であることは，この場合にとくに該当することである。拒絶症は実力行使によりほとんど常に増悪する。

しかし,これにも例外のあることは,トゥムのおもしろい例が示している（『ハンブルグ医学総覧』Revista medica de Hamburgo, 1928年2月号, 37頁）。「それは始終寝ていてすべてを拒否し，人が近寄ると激昂する41歳の男の緊張病患者で，看護者5人がかりで少し強制的に起きあがらせ，服を着せ，作業につかせた。驚いたことに数日後，彼は口を開いて言った。『どうして6年前にこうしてくれなかったんだ』。この患者は1925年来農業作業班のもっとも優秀な働き手の一人で，ときたま少し興奮はするが，仕事は熱心に続け，医師，看護者，患者同士との接触もあり……」。

＜患者に気づかせずにやる＞

緊張病者（多くの他の患者，また正常な者でもそうであるが）の容態を改善しようと思えば，私たちがその患者に関心をもっていることを絶対に見せてはならない。少なくともそれをあまりあからさまにしないことである。でないと患者は，私たちの意図すること「こそをしない」のである。とくにこの場合には，環境全体の「非個人的」作用が働くようになる。

これらの患者はほとんどすべてが，なにかへまをやって闘争傾向を挑発されないかぎり，秩序のある環境では皆のやることはなんの抵抗もなくやるのである。このほとんど特効薬とも言うべきものは作業である。作業により徐々に個人的にも患者に近づく機会が得られる。しかし成功を収めるのには，なお年余を待たねばならぬことがありうる。

暴力をふるって抵抗するような，もっとも頑固な拒絶症では，入浴や洗顔をさせねばならぬとき，まず定例的に中等量のスコポラミン投与により症状を除き，これを一貫して行なえば，そのままでは避けられない激しい争いをすべて避けられる。その後，以前のような激しい闘争場面を演ずることなしに徐々に用量を減じうる。こうして患者は日々の入浴，洗顔に早く慣れ，まもなく自分で服も着るようになる。

第3章　考察と結論

＜患者の行為を無視する＞

それほど妨害的ではない難しい形の拒絶症は，ことに婦人でよく見られる。なにかを要請（食事，手仕事等）してもすぐに従わず，必ずしばらくやらずにおり，次いで要らぬおせっかいだということを示すかのようにするのである。食事をしたり仕事をしているときに，医師が部屋に入ってくると，すぐさじをおき仕事を止め，また出ていくか，見えなくなると再び始める。この場合もしばしば熱心な者がしつこく説き伏せようとする誤りをおかし，ほとんど常に逆の結果に陥る。唯一の正しいやり方は，自己の「自由独立」の弱い示威を無視することで自然と消退する。

＜活性の障害＞

緊張病，進行麻痺，脳炎等の患者で見られる器質的原因による硬直や運動障害は，拒絶症と全くなんの関係もなく，精神療法の対象にはならないのはもちろんである。拒絶症とはっきり区別すべきものであるが，遺憾ながらしばしばこれと混同されるものに，活性の障害がある。

これは本来の病症で，病気による本源的生命エネルギーそのもの，およびこれと直接関連している反応能の低下の現われである。それは統合失調症患者のきわめて多くで見られる。種々さまざまの段階をとり，急性状態や発作として一過性のもの，また程度が変動したり，あるいは一様な持続状態をとったり進行性で増悪していくものもある。疲れ果て，無感動無関心の表情でぼんやり座り，のろのろわずかな動作をし，なにをする意欲もなく，話しさえしようとしない患者たちがいる。

この情景を目にするとき私の念頭にいつも浮かんでくるのは，私たちがひどく疲れてもはやなにをする意欲もなく，簡単なゲームや会話，あるいはちょっとした考えごとさえしたくなくなった状態である。これは生命エネルギーが活動の代謝産物による中毒で強く低下または麻痺しているのであり，私たちは数時間の睡眠により正常活性状態を回復する。統合失調症患者では，この中毒の種類および由来が異なっていることが明らかで，す

ぐには回復しないか，ないしは全く非可逆的なのである。臥床療法（ナイサーら最初の推奨者たちもこの慢性例には推奨しなかった）が全く無益なのは，それが生理的な休息と睡眠により回復する疲労と一見似て非なるものであるからである。

　この場合持続的休息は，無為を続けることによりむしろ残存している活性をさらに障害し，ついには失くしてしまうものであろう。精神病のこの基本症状は，ただなお残っている活性をたえず支持鼓吹することによってのみ，よくすることができる。

　すべて生命現象というものは，その水準を維持するためには外から来るものであれ内から来るものであれ，それを推進する力を始終必要とする。脳病患者での生命エネルギーの病的低下ではこの「エネルギー」，すなわち外へとほとばしり出るべき力が損なわれているのみならず，またそれから発する「内的推進力」が損なわれている。（古い病院の放任主義に従い）これらの無為の患者を臥床療法の形式であれそのまま放置しておくと，すべての地球上のものが「放置」されると必ず落下するように，低下していき，向上はしない。1グラムの水といえども外からエネルギーを補給してやらなければ，それより高くには持ち上げられない。このエネルギーの補給は，病院では患者自身では決して得られるものではなく，健康者である医師と看護者からのみ得られるものである。この場合，患者の治療上もっとも重要な型の「積極」が働く。

　医師，看護者の使命は精神病者のどれそれが失くなっていると診断して済むものではなく，なお「患者の中に残存する健康なもの」を引き出し，入念に培い，減退していてもそれを使って作業を成し遂げることを患者に教え，とくにそれを不断の習練により強化発展させることにある。これにはもっとも広い意味での「作業療法」が有用である。その際忘れてならないことは，能力の低い者，弱められそこなわれた者も，なお残存する力を集中しさらに努力すれば，自分自身および他の者のためになることを果たしうることである。それはすでに学校のときから教わり知っている。

　困るのは，すべての病者，弱者，劣った者はそれほど努力しないでよいとか，健康者有能者に比べ優先された生活条件を分かつべしとする考えが，

第3章　考察と結論

今日一般に広がっていることである。すべての生命現象（国民の生活もしかり）は解放された道に進むという論理によれば，今日私たちが社会福祉上たどっている道は，悪性の国民病としての社会寄生をまさに不可避的に培養することになる。

＜思考の障害＞

このような見解から，私たちは精神病者，精神遅滞者も共同社会生活に派生する義務を果たし，なお保有する力を少しではなくて一層強くだすことを要求する。このことは，ほとんどすべての統合失調症患者で見られる第二の基本障害である，あらゆる程度の思考滅裂として現れる，思考のまとまりの障害の治療でとくに要求するところである。健康者にとっても1つのことに思考を確実に向け集中することは，精神生活での最高かつもっとも困難な課題である。それはなにか込み入った文章を書いたり難しい鑑定を行なわねばならぬときにはっきりわかる。つぎつぎに出てくる考えをふるいにかけ，没にし，選びだし，つじつまをあわせるなどのことを始終しなければならない。統合失調症では，この機能が一次的にいろいろな程度に侵されており，論理的選択および連合が多少とも低下している。顕著な例では，患者がたまたま思いついたこと，外から彼の心に影を落としたことを無選別に口にし，または書いたりするのが見られる。かくて教科書の中によく描写される統合失調症患者の手紙などができあがるのである。

まだ活性を持っていると，用紙全面，余白にも書き込み，さらに手に入れた紙や新聞の余白などにも書き込み，その間に挿絵やスケッチをそこかしこにはさんだりする。活性が相当強くそこなわれていると，患者は手紙の最初のくだりはどうやらものにし，第二のくだりを始めると急速に疲れ，もはや先に進めず途方にくれて止めてしまうか，だんだんつじつまがあわなくなり，ついには全く意味のない落書きとなる。

私たちの日常生活でも，うまくまとまらぬ報告書作成に，通常では全力を投入することなく終日低迷しできあがらぬことがあるが，30分以内に書きあげ，郵便に間にあわせねばならぬとなると一気に滞りなく書きあげ

る。予備の力が差し迫った状況で動員されるのである。統合失調症患者の多くの者でも，その話しぶりや手紙でうかがわれる思考滅裂の程度は，実際の障害に該当するものより強く出ているにちがいない。患者は身体的行動の場合と同様，精神的行動を中止し，のらくらし，考えをめぐらしまとめようとほとんど努力しないのであるが，しっかり考えるように強いると違ってくる。

手紙を書かせること

たとえば，年来当院に入院している女の統合失調症患者の一人は，活発で見たところちゃんとしていて熱心で如才ないが，考えは全く滅裂で，よく際限のない，ほとんど内容のまとまりのない手紙を書き，それは上述の統合失調症患者の書きものの特徴を典型的に示していた。ある回診のとき，彼女が私にこの種の手紙をだしてくれたかと聞いたので，私はこんな支離滅裂のむだ口の手紙などだすわけにはいかないこと，自分の要件につきもう一度書き直し，精神病者のようにではなく，ちゃんとした婦人のように書けとはっきり言ってやった。するとそれは明らかに彼女の心に残り，2時間後，自分で書いたきわめて整然と要領を得，統合失調症者の特徴の全くない2枚半の手紙をだしてきた（したがって，最後の1枚は全面書き込むようなことはしていない）。すなわち彼女は必要となれば気持ちを変えることができたのである。

私の30年来の旧知のもう一人の女の統合失調症患者は，ひどく痴呆化した終末状態であったが，なおかなり活動的で，単純な機械的作業では熱心であった。しかしその話は全くたわごとで，そこからはちゃんとした考えの存在などうかがい知るべくもなかった。一度私は彼女に挨拶し（彼女はいつもあいそよく応対する），私が誰か知っているかたずねた。何度聞いてみても答えは全くたわいない単語の寄せ集めで，その中にフリッツ Fritz とか叔父さんとかいう単語が出てくるだけであった。そこで私はだしぬけにチョコレートを1つ差し出し，もう一度「アンネマリー Anne-marie さん，私は誰ですか」と聞くと即座に「ジモン Simon 先生」という答えが返ってきた。たしかに患者の支離滅裂の行動には，拒絶症性の言い逃れが多分に入り込んでいて，実際より高度の思考滅裂がある

第3章 考察と結論

ように誤りとられるのに寄与するのである。

患者が手紙をきちんと書けない場合でも，「だれに手紙を書くのか」「なにから始めるのか」「なにについて書くのか」「ではそれをまず書きなさい」「なにかまだ外に家の者に望むことがあるか」などと仕事を個々の要素に分解し，容易にしてやるとできることがよく認められる。それでも整った手紙を書くことが患者に難しすぎ，急速に疲れ果てた場合には，長い中休みをおくか，次の日患者がリフレッシュしたところで再び続けさせる。

この種の仕事には，たしかに非常に行動的で理解に富む看護者が必要である。一貫して練習を実行させ，滅裂した思考の表明を許さないことによってのみ，必要なものが得られるからである。また，とくに患者を活気づけ考えを集中させるには，しばしばそれに合った各種のゲームをやらせるのがよい。

＜妄想＞

妄想は治療できないなどということは絶対にない。治療の基本を見いだすため，まず第一に妄想とはなんであるかをはっきりしておかねばならない。そしてこの場合もまた，健常者におけるそれに近い物事から始めねばならぬであろう。

私たちの日夜念頭に浮んでくるすべてのことを一度注意して観察してみると，なにやかやごちゃごちゃしており，その中から使われるものを多少とも苦労して選びださねばならぬことがわかる。私たちは浮んでくる考えや考えのかけらを一緒にし，一定の思考内容や実際の体験と照らしあわせ，あわないものは「棄却」するのである。浮かびあがってくるものの中には，幾多の虚偽，「脱線」，誤ったものがあり，また自分自身，己れの願望，感心事に関係し，そのときの気分や心構えにより，あるときはバラ色，あるときは灰色をした多くのものがある。まず真っ先に，常にふるいとして働いている批判・比較によって，脱線したものなどを選り除ける。

したがって基本的にはすべての人が，考えているときには始終「妄想的」

想像をつくりだしてはいるが，それをたえず訂正しており，一定の思考内容としてそれを固定することもないのである。

＜妄想の形成＞

　私たちのつくりだす概念の，この不断の批判的ふるい分けは，私たちの脳に非常に大きな，おそらくそのなし得る最高の要求を課するものである。それはそこに関係する神経の完全無欠で明晰な働きを，他のいずれのものよりもまず第一に必要とする[1]。この無欠さと明晰な働きがなんらかの（おそらく大部分化学的な）有害物により障害ないし破壊されると，私たちの明晰な思考に不可欠の，浮上概念の不断のふるい分けが困難となり，抑制され，ついには除外されてしまう。すると浮かび上ってくる思考の誤り，脱線，「ナンセンス」が勢力をふるうようになる。それは「妄想」として現われ，健康者の脳をよぎる正しい想像と全く同様に固定され，「習慣により個性の固定成分」となり，カトリックの信者がカトリックの世界観，宗教観，プロテスタントの信者がプロテスタントのそれに一体となっているように，個性の一部となりうる。それは本人の基本的態度の本質に属し，また意識された思考と無関係に働き，日常浮かんでは消える私たちの考えよりずっと変えがたいことは，既述の通りである。

　さらになおきわめて重要なものとして，情動が関係してくる。ある個人の，重大関心事への基本態度を説得反論して変えさせよう，たとえばフロイトの熱狂的信者で過激思想の者に，彼のエディプス・コンプレックスや社会問題に対する態度を変えさせようとするのは，その人のもっとも固有の個性の一部に対する侵襲であり，直接基本生物学的関連の反駁を惹起し，この反駁はまた遅かれ早かれ感情を帯びてくる。このような精神的葛藤がしばしば繰り返されると，感情色が侵襲に対する対抗から，侵襲された思考態度そのものに容易に移入される。すると反対の考えには手がつけられ

---

1) これがどれであるか，どこにあるかはここでは検討しない。それはまたよく私のなし得るところでもない。

なくなる。すべての感情は考えのつながりの明晰さを曇らせ，ただ自動的に対抗を尖鋭化するからである。

　感情が，健康者の思考の論理にさえこんなにもやっかいな影響をおよぼすならば（健康な人でも妬みや憤りなどの感情のため，いかに多くの間違ったことを考え，話し，行っているか考えてもらいたい），大部分の精神病者や精神の弱っている者ではなおさらである。好訴パラノイアでは，誤った考えによる不断の強い感情的昂揚と外界への闘争性向が，まさに妄想を手のつけがたいまでにして，あらためがたくしているものである。

＜パラノイア＞

　この感情的に昂揚された闘争性向が，訓戒や説得でよくなるものでなく，かえって悪化することは，すべての精神科医が以前から心得ていることである。すべてパラノイアの性向では，感情の燃えあがり，爆発をできるだけ防ぎ，誤った考えを排出させ，患者を徐々に別個の健全なる考え方に慣れさせして，健全なる思考内容を計画的につくりあげていくことによりのみ，治療の望みはもたれる。

　このとくに難しい領域での治療の成果は，常にほどほどの程度のものであろう。痴呆化したパラノイアでは，私たちはその妄想性向の根源である判断力の器質的障害を除くことができない。この種の患者ではしばしば自己隔離の傾向が非常に強いので，治療ができないことがよくある。規則的に熱心に進んで作業をするにもかかわらず，人としてのつながりの試みに対しては固く己を閉ざしているパラノイアの患者が当院に何人もいる。それでも一部は，顕著な軽快例が何年も努力した結果あげられている。

　感情の爆発を防ぐことぐらいはほとんど成功するので，それゆえ，多くの患者が依然パラノイアの性向をもったままであっても病院の日々の営みのうえではそれもほとんど目につかないのであり，それだけでも患者自身および病院全体にとり大きな収穫である。実際の処置のうえでは，心の傷つき痛んでいる個所にできるだけ触れないようにすることが重要である。

　妄覚は直接には治療できないが，私たちの観察によると，それは興奮状

態および感情の昂まったときと時間的によく（また原因的にも）関連している。興奮状態そのものを抑え，ないしはときに消退させることに成功すると，自然と妄覚も退行し出現は稀となる。

＜環境としての病棟＞

　患者の精神的誘導，すなわち病院での「教育作業」もしっかりした枠，組織をもって行なわねばならない。この組織は，個々の患者を良心的な医師の判断により，その精神的発達に最適の環境条件下におくことから出発すべきである。

　病院内の個々の患者にとっての環境は，「病室」「病棟」，自分の所属する見慣れた外観，住民，看護者，担当医師のいる世界である。個々の患者の必要とする看護がそれぞれ非常に異なるように，彼らが形づくる「家族環境」も非常に異なる。

　その長い列の一端にはもっとも重症で非社会的な患者，治療困難で，怒りやすい，乱暴，錯乱した患者のための観察病棟がある。それを特徴づけるものは見通しのきく建築構造で，一瞬も観察の目から逃れられる患者はないようになっており，とり静めようのない患者をしばらく邪魔にならぬよう隔離することができる施設，普通より数の多い，経験を積み信頼できる選抜きの看護者のいることである。ここには病院のもっともすぐれた勤務者しか使われず，経験のある精神科医のみがこの指導を真に行ないうる。間断なき看視はできるかぎり押しつけがましくないようにし，勤務者には「看視人」の役目をあまり意識させないようにする。でないと必要以上に抵抗と闘争の性向が起こされる。

　これらの要件はすべて一病棟から他病棟へと段階的に緩和し，列の他端には全く世話のやけない，落ち着いたちゃんとした患者のための別荘があり，そこには特別の病院の施設はなにもなく，患者は自由に行動でき，看護者が一人「家父」ないし友人としているだけか，全くいないものもある（「ミュンケミュラー Mönckemöller 病棟」）。

　しかし，患者に多かれ少なかれ感じられている病棟間の差異は，外部の

第3章　考察と結論

施設や看視の緩和にあるのでなく，主に患者全体の行動そのものにある。この点，難しい病棟での滞在は，多大の進歩がなされたにせよ常に居心地の悪いものであり，緊張病的な拒否性，錯乱ないし精神的に鈍麻した患者の間では，真の調和，交際は難しい。軽症の病棟に行くにしたがって次第に変わっていき，別荘ではほとんど皆いつもはつらつとし，朗らかな生活，すべての面での生気がみなぎっている。ほとんどすべての患者が「いいほうの」病棟に入れてもらいたがり，そう努めるのは当然である。

　患者のこの努力志向が，その社会的性質や間違った傾向を抑えるのに私たちの最強の武器の1つとなる。この武器は患者の中の健全な部分に有効に働きかけ，人間の考えと関係したものでも関係していないものでも，すべて生きものは快適なものを求め不快なものを避けるという，創造の永遠の論理に適うものであり，私たちの治療全体に合致している。

＜患者自身による向上＞

　私たちは，猶予せず患者をそのふるまいに応じたちょうどよい環境，該当した病棟に入れることにより，この武器を用いる。個々の病棟内でも患者の社会的ふるまいに応じての差別化は一貫して行なわれ，病院の建築施工の際においても，この点を考慮してある（居間と寝室を区分し，居間は小机を使ってこしらえた）。狂躁病棟でも，ちゃんとした患者は言うなれば「貴族」の部屋をあて，看視を緩く，自由を増してやる。これは，患者を自らちゃんとしたふるまいの方向に向わせ，他の者のふるまいに自動的に相関し相互作用する。

　こうして精神病者も自分の運命，自分の幸福のための責任を自覚して手にし始めるのである。これが私たちの病院での以前のやり方と明らかに違う，今日の治療法の特色であり，また病棟が最重症病棟も含め25年前と全く異なって見えるゆえんである。患者が前進するか後退するかは，もはや他の要因とはかかわりなく，もっぱら患者自身と関係する。医師は，患者の行為から生じる論理的な帰結を仲介する非個人的中継ぎであり，私たちの全業務の成否はこの中継ぎの働きの確実性，論理，一貫性，即応性に

依存する。この医師たちの働きは，はじめは患者をとまどわせるが，結局，その定めを生じる力に従うようになる。

＜向上させること＞

　患者の自由と外的生活条件の水準があがると，患者の精神生活の全領域，すなわち活気，自制，整然とした行動，対人的ふるまい（立派な社交態度も含め）での要求が必然的に同時に高まってくる。自由な生活（病院での治療はすべてその用意にほかならない）に必要な社会生活の営みにまで患者を再び向上させようとすれば，この要求を計画的に高めていかねばならない。のみならず最高の段階では，社会的な立派な行動についての要求は，当該社会層の健康人での普通のものよりずっと高いものにする。それは退院とともに病院の庇護がなくなると，いろいろな「教わり覚えたこと」がすぐ崩れ落ちるであろうから，それでもなお残っているものが自由社会の生活の危険や荒波の中でやっていけるのに十分でなければならぬからである。社会生活への適合も１つの業績で，それは肉体的仕事の業績と全く同様，実行と「習練」により向上する。一方では要求のほうをそれぞれの能力内で正しく測り，他方では能力のうえの限界に常にあわせていかなければならない。

　この２つを一致させるには，多くの患者ではじめは要求をずっと低くし，その不足分をしっかりした外からの誘導支持，脱線からの防衛により埋めあわせていく。すべてのことにおいて子供と同様，保護育成してやる必要がある。そして誘導支持を徐々に緩めていき，患者を計画的に一人立ちできるように訓練しないと，うまくいかない。

　この点，大部分の病院でなおうまくいっていないところが多い。私たちのところでも，職員に対し繰り返し指摘し注意しているにも関わらず，毎日次のようなことが見られる。

　少し愚鈍な患者に鼻汁が出ているからかみなさいとか，座っているところから医師のところに来なさいとか，診察するから上衣を脱ぎなさいなどと言う。その際，医師は患者が自分でどういうふるまいをするか見たいと

第3章　考察と結論

思っているのに，熱心なだけで理解にとぼしい職員がすぐさまとびだしてきて，あたかも乳児の面倒をみるかのように，患者からこれらの行動をすべて取りあげてしまう。そのようなやり方はまったく適当ではなく，とくに積極的な精神病者看護ではない。見たところよくやっているが，頭のほうは一緒に働いていないのである。このようにしては患者を向上させることは全く不可能であり，残っている独立性も損なわれて依存的にし，精神的に無精にしてしまう。

　患者が与えられた仕事を一人でできないことがわかったら，手助けをしてやるべきである。手紙を書くのと同様，たとえば患者にハンカチを使わせようとするなら「ハンカチは持っていないか」「どこに入れてあるか」「さあだしなさい」「そうしたらそれで今度はなにをするのですか」などと段取りをつけてやればよい。

　精神「習練」の下のほうの段階では，患者を刺激したり感情の爆発を誘発したりしやすいすべてのものから注意して遠ざけねばならないが，上のほうの段階では，この点必要以上に心配したり気を使ったりしてはならない。患者の中で精神的に「向上した者」は，まず第一に再び本当の人生に帰る前準備をしてやらねばならない。外の世界ではそのような思いやりのある顧慮はない。病院全体が寛容，控え目になり，このかわいそうな者からすべての難しいこと，嫌なこと，そそのかし，興奮させるようなことを細心の注意により遠ざけるままにしておくと，外の世界の厳しい現実とは正反対の環境をつくりあげ，患者はそれに慣れてしまう。するとただ1つ確実なことは，患者は生存のための自由な競争では使いものにならなくなるということである。

　患者は病院で「快適に感ずる」ことが第一であるということが常に重視されてきた。それは基本的には，病院が患者の健康のためとは一致しない，精神病者の主観的感じにあわせるということにほかならない。病院では個々の患者ごとに特別の取り扱いはできず，常に共同社会をつくらねばならず，その中では「快適に感ずる」基本が種々さまざまであるから，どの患者の快適感にあわせるべきか，パラノイア患者にか，それとも統合失調症患者，メランコリーないしは性的倒錯者等のそれにあわせるべきかとい

うことが問題になろう。すべての者に満足のいくようにしようとすれば，今はなき昔の「癲狂院」にまた立ち返ることとなる。

　快適に感ずることのもっとも確実な基礎は，常に人生の要求とその充足がよく一致することにある。精神病者では，はじめから多少とも損なわれている一致をできるだけ回復するように，私たちの治療は努めねばならぬが，それは単に人生の要求を終始低下することによってではなく，この要求の充足が再びできるように患者の能力を高めることによってである。方策を練るときには患者の病気や弱っているところを顧慮しなければならぬことはたしかだが，それは病的なものや弱っているもの，間違っているものを病院全体の基準とする意味ではなくて，それに対し闘う（そのためにこそ私たちは医者なのである）意味においてである。そしてそれは患者との闘いではなくて，患者のための，患者に有害なものとの闘いである。

　実際の精神病者の治療は「愛情」「親切」「憐み」「寛容」などのような，たくさんの響きのよい，理解より感情に発する考えにとりまかれている。私の考えでは，私たちが患者に与えうる最大の愛情，親切は，患者を助けるために私たちの能力，冷静なる考慮を尽くすことである。病的なもの，間違ったものに対する寛容は，医師として治療の誤りである。

　憐れみとはなにか。「憐み深くなろうと思えば厳しくならねばならない」。この言葉は，私のでも他の医師のでもなく，何人も彼の隣人愛を否認しない老牧師フリードリヒ・フォン・ボーデルシュヴィンク Friedrich v. Bodelschwingh[1] の言葉である。

＜患者との対話＞

　一定の厳しさなしには戦争はできない。精神病者の治療のため医師が指揮しなければならない戦争でも同じである。

　訪問者を案内しながら病院の中を見せているとき，患者が私に近寄ろう

---

1) 牧師 F. v. Bodelschwingh 著："Pastor Fr. v. Bodelschwingh, sein Leben und sein Lebenswerk", Furche-Verlag, Berlin.

とするのを看護者が止めれば非情にみえるだろう。しかし，しつけのよい家庭ではどうであろうか。ちょうどお客があり，その応対をしようとしているとき，子供が両親をつかまえておねだりをするであろうか。そして，ここでもそんなに「無情」に取り扱われるのはどの患者かを一度注意してみてみれば，いずれのときも同じ患者たちであり，毎回同じ要求や訴えをもちだしている。患者も，お互いの立場に思いやりをもつという一番基本的な要件には慣れねばならず，また慣れうるのである。

　また一人のときでも，慣例的にただ単調なお喋りをしたい者にすぐ応じるというわけにはいかない。患者にそのようなふるまいを止めるように慣らすのが患者自身のためである。それは一人前の人間に不似合いな，精神遅滞の発露に過ぎないからである。病気について話し「訴えを開陳」することに対しては，そのような対話が患者自身の利益になるか否かについての私たちの良心的な判定によってのみ，患者の希望に同意する。もちろんなにが病的なことかを，すべての看護者に精通させておかねばならない。精神病者にその病的態度を止めさせようとすれば，その態度に迎合してはならないし，患者がそれをすることを許してもならない。

　「二人だけでの対話」や「訴えの開陳」を始終要求する患者と病気について話した後，患者が落ち着いたのを私は経験したことがない。次の回診のとき決まって同じ患者が「うまく言い表わせなかったから」とか「まだ意を尽くしていなかったから」「まだ十分わかってもらえなかったから」などと言ってまたやって来る。患者がその不穏を培う機会を繰り返し得られなくすると，内的不穏はずっと容易かつ速く消退する。彼らのためになることは，その考えや感じからの脱習慣，切り換えにあり，たとえそれが一見厳しく見えようとも実行することである。

　また，精神科医のもっとも重大な使命の1つは，患者の不断の友人，相談役，場合によっては慰め助ける者となり，生活関係のこと，家庭や経済上の心配事，退院の問題，また病院の中での彼らの周囲との関係の形成の世話をすることである。この領域ではやってやり過ぎるということはない。患者とないしは患者に先立って卒直に話を尽くし，患者が抱える問題を知り，自分の運命の形成にできるだけ早く，より多く関与すべきである。

それゆえ毎週病院の医師全員とともに行なう回診の時には患者の前で治療の方針をあからさまに討議するが，状態のよい患者はそれによく順応し，目に見えてよい成果がもたらされる。私はしばしばこんな場合，個々の患者にとくにかかわりのあることを一般的な形で話し，こちらの意図している結果を患者が自分でそこから引きだすことを期待する。明らかな指示であっても「非個人的」形であれば感情をはらんだ反発を起こすことはない。すべてその意図するところは，患者が病院での待遇や退院が自身のふるまいによるものであり，医師や親類の好意や外部からの圧力など，他のことにはかかわりのないことを再びわかるようにすることである。分別のある者は徐々にこの関係を把握し，他の者は少なくとも本能的に受け入れる。彼らはすべての事実にその論理を感ずるからである。そして大部分の患者は，始終諭され実施される原則が正しく，それにより病院内の彼らの境遇全体が快適になることをよく感じとっている。とくに勧めないのに，分別のある患者が他のまだ正気でない者のための仕事を支援することは，よく私たちの認めるところである。この患者自身の協力は，病院全体の家族的一体感を促進し，環境の秤では測れぬものの改善に非常に寄与する。

＜社会の秩序に従う＞

　「精神病者」を「家則または規律」（個人的に段階づけ弾力性のあるものであるが）に従わせることについて，私は精神病治療についての伝統的な考え方に愛着をもつ同僚たちと何度も熱のこもった討論をしなければならなかった。「調練」「仕込み」のことが否定的意味で話されたが，それは主として感情に発するものであり，客観的臨床的理解を促すものではない。
　社会というものは，構成員一人ひとりがその秩序に従い利益を享受するか，それができないか望まないならそこから離別するか，なんらかの形で秩序に従う努力をするなり少なくともそれを損なわないようにするのでなければ成り立たないものである。自由なる人間の社会は，精神の障害のため社会に適合できぬものは，除外，すなわち病院に閉じ込めることを第一選択とした。しかし病院の中において，そこからさらに適合しない者を除

外するという選択は存在しない。したがって社会秩序に従わない多くの分子の集まりにより，はじめに述べたショッキングな環境ができあがったのである。それを真に秩序ある人間らしい社会，社会らしい社会に変えようとするなら，そこに秩序を築きあげねばならない。「調練」「仕込み」などとして拒否したがるものが，実は本研究では少し客観的に「馴化によるしつけ」と呼んでいるものにほかならない。しつけや秩序は，それをもたらせられる者にとって恩恵[1]であり非人間的な取り扱いではない。

　子供のいる多くの家庭を訪れてみると，しつけのもっともよい家庭で，子供はもっとも喜々とし，はつらつとし，幸福であることが常に見い出される。しつけの悪い子らはたいてい短気で気難しく，始終自分自身や周囲と衝突している。そしてまさにこれが，私たちの患者において体験されるものである。

　調練などという表現は，まるで患者たちがそのことに怯え，怖気づき，抗う態度を示すかのような印象を呼び起こすが，実はまさにその正反対である。今日いずれかの患者病棟を訪れても，非社会的ふるまいの消失はもちろん，それまで見られたような，ただちに2，3の女患者が情愛をこめて私の腕にすがったり，最近のいさかいや醜聞，勤務者への苦情，妄想のことなどを言いに来るような光景はもはやなく，皆落ち着いて，仕事であれ遊戯であれ読書であれ自分のことをしており，声をかけてもほとんど爆発することはない。よいほうの病棟ではすべての患者，重いほうの病棟でも大部分の者が，親しくまたは少なくとも真正面から挨拶に答える。会話も，患者全体において以前より自由活発となった。

　患者たちはもはや「どん底」の「哀れな患者」でなくなり，私たちが彼らに対し蔑み的な同情や甘やかしをせず，できるだけ他の人と全く同様に交わるようになって以来，病院内の共同生活全体が，医師と患者間の本当の信頼関係のうえに築きあげられていることは，全く疑いのないところである。

---

1) Schiller: "Glocke" 参照。

＜自由治療＞

　「精神病者の自由治療」については70年来きわめて多く語られた。無拘束の良効も1つの「体系」に凝固されると悪い作用を起こしてくることは，すでに本研究のはじめの部分で言及した。すべての「体系」は多少とも自己目的になってしまっているが，医師としての問いかけは，なにが一人ひとりの患者に一番ためになるかの問いから出発すべきであり，新式の高く評価されている治療法を，いわばそれ自身のもののためになににでも使うべきというものではない。このことは精神病者の「自由」に関するすべてのこと，「開放病棟」，自由外出，外来者の自由立ち入り，文信などについても言える。すべて自由の許可は常に制限と結ばれており，ペーツ（11頁参照）は「患者が自分自身および周囲の者に迷惑をかけずに耐えられるだけの量の自由をその一人ひとりに認める……」とすでに言っている。自由は，精神病治療の補助手段として，放置とか単なる放任と同一のものであってはならない。それを固く守れば，積極治療は決して「自由治療」と相反するものではない。なぜならば，正しく理解し実行されれば前者は必然的に「自由」に導かれ，すべてだいたい落ち着き，脱走に夢中になっていない患者の本来の「放任」のような，一層高度の自由に導くからである。自由は，その所有者がそれでなにか有用なことのできるときのみ，その所有者にとり人間として立派な価値あるものとなる。そしてまた，この分別を患者に教えるのが，そもそも「積極療法」なのである。

＜庭内散歩と外部との交信＞

　私たちは垣をめぐらした広い病院の構内（約25haの庭）で患者に高度に運動の自由を与えている。ある程度は見張りながら，悪い影響や誘惑を受けないようにしている。男の患者と女の患者は庭の別の区域をあてがわれており，それは垣ではなくただ家の配置で分けられているだけであるが，この区分けはほとんど例外なしに守られている。なぜならこの秩序を守らないと必ず当分の間，閉鎖病棟に入れられる（怖るべき戒め）からである。それを患者は皆知っており，それに従う。病院の庭はもっとも美しい場所

で広々としており，門は日中は常に開放されているが，患者が庭から逃げだすことはほとんどない。

　私たちは患者があてどもなく外を徘徊することを奨めない。活気のあるしっかりした患者はずっと遠くまで散歩し，スポーツ場を訪れ，病院外でも監督なしに多くの作業をすることはもちろんである。病院の庭への立入りは，患者のほかは病院の勤務者，職員のみで，その他の者，とくに子供は係の者に伴なわれてしか許されない。このようにきちんと管理することによって，多くの嫌な出来事が制せられ，患者治療への悪影響を防ぐことができる。とりわけ私たちが防ぐよう努力するのは，患者が部外者の不当な好奇心やセンセーションな欲求の対象とされることである。判断能力のある患者には，外来者に好奇の目で見られるのが非常に苦痛であるのが常で，たまにそんなことがあれば「私たちは動物園の動物の見世物ではないんだ」など，はっきりした苦情が聞かれる。

　外の世界との健全な精神的つながりを再建・保持するために，患者の親近者との，きちんとした手紙や訪問のやりとりは必要であるが，感情のたかぶっている状態では決して患者に手紙を書かせるべきでない。衝突や不愉快なことの起こった直後に書かれた手紙はほとんど常に虚偽，一方的誇張，中傷，憎しみに溢れており，災いを引き起こすのみで，患者自身になんの役にも立たない。患者が落ち着いた次の日に書かせると，ずっと整然と要領よく書き，その頃には自分の非もよくわかっており，意図していた苦情などもはや書きたがらなくなっている。

　全体として，非常に活発になった患者の交信は以前よりずっと落ち着き整うようになり，とりわけ苦情の傾向がずっと少なくなるという個人的印象を，私はもっている。後でまた述べるアンケートでも，いくつかの病院が全く同じことを報告している。

病棟の苦情

　不満の傾向の減少を端的に示しているのが，次の小さな出来事である。病棟の医師との総合臨床討議は，全部の患者にあえるようにちょうど昼食時に行な

われる。2,3カ月前，回診の日の食事（主菜がエンドウ豆スープ）ができそこないであった。料理婦がすでに煮立っていたエンドウ豆に冷水を注ぎ込んだため豆はかちかちになり，一粒一粒噛み砕かねばならず，全然味のないものになっていた。以前であればこんなことがあったら大変な騒動を惹起し，いたるところ乱暴な罵言，いろいろな苦情を経験したであろう。数週経った後もよく苦情を言う患者がここの待遇がいかに悪いものであるかを証明するため，ポケットから証拠品としてとっておいたエンドウ豆をだして見せたであろう。今日ではその病棟からそれぞれ1名の患者が，非常に丁寧に礼儀正しくわれわれのところにやって来て，全く実務的調子でエンドウ豆が固かったと言った。私は彼らに全くそのとおりで自分もそれを認めており，どうしてそのようなことが起こったのか調べると答えた。それで事件はすべて落着した。同じことが350名の健常者で起こったら，このように平穏におさまっただろうか。私にはそうとは思われない。

＜防止的環境療法＞

　ここまでの報告は，私たちの患者治療の中心が，治療に否定的であり，有害，非社会的な病気および人格の表出を防ぎ抑えることのみにあるかのように理解されるかもしれない。実際は決してそうではない。まさに間違った病的なものを防ぎ抑えることが，精神科医をその職業上もっとも困難な課題の前に繰り返し立たせるのである。そしてこの課題を解こうとする私たちの方法は，昔から今日にいたるまで一般に正しいとされてきたものといろいろ相違しているが，まさしくこの「防止的」環境療法によって，建設的療法に必要な落ち着きと秩序が創出され，その療法の成功の望みをもたらす基礎がつくられるのである。しかし，間違ったもの，ためにならぬものの除去が完結してからはじめて「積極的建設的」療法，すなわち健全な社会的生活機能を促進する感化を始めるのではなく，はじめから両者を平行させながら進めなければ，多くの場合建設的治療に到達することはない。不穏で錯乱した者も含め，すべての患者が，毎日なにかちゃんとした活動をするようにするか，少なくとも正しい接触を保ち，挨拶や握手を

第3章 考察と結論

しあうだけでもするように努めるのである。

精神病院での建設的精神療法をそれに関連して考察するには，長年にわたり，当院で患者の活動，余興，娯楽のためにしてきたことをすべて数えあげなければならないであろう。その中で一番主なことだけ本研究の第1章で述べたが，本論でもところどころに言及した。さらに3つのことだけここで簡単に指摘しておきたい。

＜精神的糧としての読書＞

まず第一は，すべての患者のために正しい精神的糧を選択することの重要性である。病院の娯楽書は，どんなに内容に富み多方面であってもあり過ぎることはなく，書物の配分は行き当たりばったりであったり，下の者にまかせっぱなしであってはならない。個々の患者の精神的要求や水準はそれぞれ非常に異なり，一人ひとりがもちこたえられ，また興味をもてる精神的糧があるようにすることに，医師は最大の関心をもっている。読書は精神的仕事であると同時に，休養でなければならない。能力ある若い患者は，暇なときはいつでもたわいのない軽い物語や小説，もちろん好んで興味をそそるセンセーショナルなものを読み，精神的にまさに遊び過ごすことができる。またそれが患者のためになるには，能力の上限に保たれねばならない。よい旅行記や自然描写，歴史物語，また自然科学，技術工芸，各種職業の領域のわかりやすい本，それに種々の難度の楽譜，音楽書を豊富に揃え，正しく利用されれば非常に有益である。

＜患者の弱みをいたわる＞

第二は患者の弱みや弱点をはやし立てぬことである。病院や病棟で演芸会その他の催しのとき，患者がこっけい者，道化師やのろまの役をやり，周囲の者から彼らの弱みを浮彫りにされ，慰みにされるのは誠に悲しい非人間的な印象を与える。その傾向のある患者がみじめな役を演ずる立場に陥らぬよう用心すべきである。それは皆を憂うつにする。患者も自尊心や

人間としての誇りを捨てるようなことがあってはならず，自分でそれができないときは，医師，ことにまた看護者が彼らの弱みをできるだけいたわり，触れないようにし，周囲の者になるべく見られないように配慮しなければならない。患者が自分の弱みや間違いを補い防ぐ代わりに，かえってそれを自慢にするように仕込むようなことが決してあってはならない。病院を訪れる者のあるごとに，患者の「奇抜な」妄想や癖を披露させるのは以前精神病院で広く行なわれていた職権濫用である。精神病と関係したことに対する好奇心は病院訪問者に必ずある。とくに団体訪問のある場合には十分思いやりをするよう，案内する者が機転と才を働かさねばならない。

　ついでに言っておきたいことは，私たちの精神病者の看護を，広く各界の者に見てもらうのは当を得たものと認めるが，病棟への案内は，必要な思いやりを顧慮し，職業上，患者の看護，福祉と関係している者のみに限ることである。すなわち医師，看護者，管理者，聖職者，教師，福祉関係者，公的機関，赤十字婦人団体などであるが，新聞の代表者も，見たことをセンセーショナルに報道するのでなく，啓発に供するためのものであることがたしかであれば，許可する。

＜黄金の橋＞

　第三は，もっとも重症の非社会的抵抗のあるときも，患者をよりよい状態に向上させる努力を忘れてはならないことである。まさにもっとも難しい，私たちと闘争を起こしやすい患者，精神病質者などに，非社会的ふるまいは彼ら自身を地獄に陥し入れる，すなわちおもしろくない状況に導くことを常に感じとらせるだけでなく，ふるまいを少しあらためるだけで彼らに「天国」，すなわちより快適な環境，より整った病棟がもたらされることを体験させるべきである。彼らのためにそこに行く「黄金の橋」を造ってはやるが，それを渡るのは患者自身でなければならない。

　教師的画一主義で，患者が「実を示す」までより快適な環境への移転を見合わせていたら，そこまで立ちいたることなく，不機嫌，失望，反抗的態度の増大が見られるようになることがしばしばであろう。改善した態度

第3章　考察と結論

を（とくに注意してその条件をつくりあげることにより）一度でもつくりあげ，ついで3日だけでも続けて「なにもしでかさない」とき，これまでよりよいと明らかに感じとられる境遇に移すきっかけを把むようにすれば，ほとんどいつも成功するのである。

そして患者の得た上昇意識が，彼自身の実績になるようにふるまうことである。「あなたは実際数日間落ち着いていた。それゆえ穏やかな患者のいる病室に移される」という理屈は，常に有効である。厳重に看視された好ましからざる病室の滞留の期間は，できるだけ短くする。敏捷さ，楽観主義，それに一定の勇気が，職業上精神科医には必要であり，大きな成果が得られるか否かはそれによるであろう。

＜医師は勇気をもってやること＞

若い医師の重症患者治療の失敗は，彼らが良心的で臆病であることに帰されることが多く，そのためあえてやることができないことにある。それはスカート（トランプ遊びの一種）でいつも当てはずれのない行き方をしようとする者に似ている。一度「一か八か」やってみない者は，その成功の喜びは全然わからないであろう。非社会的患者病棟の難しい患者がうまくいかない理由として，あの患者は前に何回か移し替えを試みたがまたぶりかえしてしまったというのを，なんとしばしば耳にしたことであろう。それは，繰り返しやり直してみない理由にはならない。外部的動機としては，3日間その患者が「うまくいった」ことを何回でも見つけ，または「つくりあげる」のである。こうして原因と結果の結びつきが何回も患者に体験されると，ついには治癒にも導かれる。

未経験の精神科医が，軽症患者病棟にはまだたくさん余裕があるのに，新たに「不穏患者観察病棟をつくる」とか「新入院を停止する」とかいう以外すべを知らないときに，経験ある精神科医が最重症患者病棟をつぎつぎに空かせ得るのもこの方途によってである。一番駄目なのは，自分の受持ちの最重症患者を同僚または他の病院に転嫁して得意になっている精神科医である。それはちょうどしくじった製品をショーウィンドウに陳列す

る手細工師と同じである。

　積極的治療の患者におよぼす影響について私の結論しうることは，ペーツが当時 no restraint （無拘束法）の導入で得られた「異常なる良効」について書いていることと全く同じである。病院の状況と，看護を命ぜられたものの態度が全く異なった性格をもつようになり，患者の気持ちおよび風習がずっと落ち着き，従順でおとなしいものになる。激昂，破壊癖，不潔が軽快減少し，患者と看護者，医師との関係がずっと親しみと信頼感のあるものとなり，平穏，秩序，和楽が病院の印となるのである。

＜人間らしさの発展＞

　100年以上前に患者の計画的作業が導入された病院から全く同じことが報告されており，今世紀の変わり目頃，臥床療法が導入されたときの報告も同様である。この報告の一致については終わりにまた述べる。さらに付け加えられることは，患者の感情的爆発が病院の情景からほとんど消失し，医師や看護者に対する敵意のある態度が非常に減少し，苦情が稀となり，罵言や煽動がずっと少なくなり，病者同士の交際も含め，すべてが平穏に礼儀正しく，融和的に運ぶようになったことである。患者の存在がずっと人間らしくなったが，それは外面上の変化だけでなく，患者の本質，人生への基本的構えそのものが変わったことによる。以前多くの病棟を（とくに平穏な病棟も）支配していた演技者的なものが消え失せた。愚かで気の変わりやすい大きな子供がいなくなり，ちゃんとした大人に変わった。

　患者がその欲求を自分の「病気」からではなくて，自分の行ないの成果から（意識して，または無意識に）ひきだすのに慣らされると，患者の自覚と自信が高まった。新たに収容するやっかいな興奮患者の大部分が，病院を支配している平安と秩序にきわめて速やかに，ときには最初の瞬間から合一する有様は驚くほどであり，既往症で，あれほどひどいやっかいな性質が報告されていた者と果たして同一人物かしばしば疑わしくなるくらいである。興奮が消退するだけでなく，思考の明晰さの障害も既往症から想像されるより実はずっと少ないことがよく見られる。環境を変えるとこ

のように症状が軽快することは，すでに前から精神科医に知られていることであるが，このような作用は，環境が変わるということ自体ではなく，よりよい環境に移されることにあると私は思う。

他の病院から来た患者の例

　この環境変化が，いかに病院で「経験をつんだ」患者たちの心をうつか，一つ例をあげよう。2，3年前われわれは，他のある病院から4週間の間隔をおいて送られてきた2団の慢性患者（婦人）を受け入れた。2回目に送られてきた患者を病棟に配分していたとき，はじめに来た患者の一人と新たに来た患者の一人が次のような会話をしているのを耳にした。

　新着組の一人の女患者（小児麻痺後の精神遅滞，非常に非社会的で反抗的，喧嘩好き，気まぐれ，わがままで，争いを挑発することで知られている）：「ここの患者は本当におかしいわ。皆まるきりおとなしく，看護師さんの言うことをなんでもするんだもの」。

　もう一人の患者：「まあ待っていなよ。お前さんここに2週間いたら全然私たちのようになるから」。

　新着組のもう一人の患者は，同じような内容に次のことを付け加えて看護師に言った。「まあ見ていなよ。うちたちは違うんだよ。うんとやっかいになるからね」。しかしその後，彼女はこの脅かしを実行に移そうとは一度もせず，始終穏やかで，きちんとし，なにごとにも熱心であった。

＜活気のある老人患者＞

　患者の身体的はつらつさや活気も明らかに高められたが，それは本研究の第1章で述べた生物学的関係から当然期待されるものであった。患者はずっと元気になり，新鮮で，病気に対する抵抗性が強くなった（心臓機能の向上）。目立ってはつらつとしているのが老人で，また多くの場合進行麻痺患者であった（進行麻痺患者では私たちがマラリア療法をうけいれた前の時代の事をまだ思い起こす）。こんなに多くの廃疾者，老衰者はも

う長いこともったことがないと，わが訪問者たちは繰り返し言っていたが，同じ種類の病院でそれほど相違する理由が私にはわからない。ことに私自身収容依頼書を調べていて，これらのうけいれがまさに廃疾者収容所や養老院からたくさん来ているという喜ばしくない印象をもっていたから。私たちの全患者（1915年6月28日現在の）の年齢別推計によると（下表），60歳以上の患者が149名（男子60名，女子89名），70歳以上48名（男子11名，女子37名）である。この数は他の病院に比べてそう少ないとは思われない。しかし廃疾，高齢者もはつらつとし，そのためまた実際よりたいてい若く見えるので目立たない。

	男	女
20歳まで	8名	14名
20歳～29歳	109	105
30歳～39歳	89	125
40歳～49歳	72	109
50歳～59歳	63	81
60歳～69歳	49	52
70歳～79歳	10	26
80歳以上	1	11
計	男 401名	女 523名

次の小さな出来事はちょっとユーモアがあろう。場所は婦人病棟および廃疾病棟の庭，ときは春の日曜の朝，庭のベンチに一番年寄りの婦人5名が満ち足りた顔をして腰掛け，日光浴をしている。とおりすがりに私が声をかける。「いいなあ。貴女たちは日向ぼっこができるが，私は働かねばならない。1つ歌ぐらい歌ってきかせてちょうだいよ」。別に反応を期待してはいなかったのに，彼女たちは一緒に声を調整し「喜べ人の世」を歌いだした。歌はうまくなかったが，症候的（Symptomatisch；変化を表わしている）であった。

第3章　考察と結論

＜臥床の犯罪性＞

病院がますますいっぱいになる原因の大きな部分が，このようにして衰弱者，病身，年寄りがずっと長くはつらつさを保ち，衰えないことによると私は考える。そしてこの問題でも「積極療法」が介入してくる。これらの高齢者や「病身者」を皆ずっと寝かせておけば，主な機能（心臓機能，呼吸，総代謝）が寝入ってしまい，1年以内には気管支肺炎や心臓衰弱で大部分亡くなるに相違ない。それが私の確信であり，それでも寝かせておくとしたら，刑法第211条に対し私はどういうことになるであろうか。これは冗談ではすませられない。しかしこういう問題で起こりうる尖鋭化から，人間の考えや行ないの不完全さ，非論理性がまたあからさまになる。生物学的および人口政策的見地からすれば，弱者，劣等者の保存は望ましくなく，ないしは不合理であるが，今日の文明および医師の倫理の見地からすると，この問題で私と異なる考えをもち実行している同僚があるとすれば，その方針を変更すべきことには異論の余地がない。

「強化積極療法」の成果は主に統合失調症で得られるというのは，当を得ていない。いかなる種類の精神病でも，積極療法は原則的に行なわれぬものはないことは，本療法の実際についての私の論述ではっきり言ってある。その場合，個人個人により十分酌量しなければならぬことも繰り返し明言したし，遭遇する困難や，また達しうる成果の程度がきわめて相違することも述べた。

成果を得ることが困難なのは，臨床上の病気の型や名前より，病像の構成，ことにその根底に横たわる性格によるように私には思われる。たしかにその疾患の特殊性に関係した困難さの認められるのは，知能は中等度にしか障害されていないが道徳的に強く障害されている患者，それから精神的教育的にひどく放任され，多年誤った治療をされた患者である。こうした者では最悪のぶしつけ，非社会的習癖が長い間をかけて固定されてしまっていて，その癖を治そうとしてももはやほとんど手が出ないことがよくある。しかし非常に辛抱強く努力すれば全然治せないことはない。また周知のごとく非常に難治の脳炎患者においても「非社会的傾向」を一貫し

てださせず，一定の責任をもたせることでしばしば効果が得られる。

＜器質的化学的基礎による症状への効果＞

　精神的な療法では，疾患の器質的障害による基本症状を治すという望みははじめからあまりもたれないであろう。しかし私はそういう効果を，そうきっぱり除外したくはない。この考えも新しいものではなく，持続睡眠療法の論拠（クレージ Kläsi その他）の中にもすでに見られることである。「持続的狂暴性興奮によって病弊が起こり，これが休息睡眠により回復されないと，興奮の原因（これもまた化学的なものであるが）をなす変化がさらに障害的に働く。したがって悪循環が成立し，これが障害をますます増大し回復させない。私たちが一晩でも十分睡眠をとらないか，または徹夜するとき，いかに私たちの作業能力全体，気分，内的落ち着き，平衡が侵されるかをみれば，何日も何週間も眠られなかった精神病者の頭の中がどんなになっているか想像できる。持続睡眠は化学的に長時間の睡眠を強制することにより，この悪循環を断ち切ろうとするものである。そして事実，それが一連の症例で成功していることが経験されている」。この休息を精神的に，必要に応じては少し化学的薬物の助けをかりても達成することに成功すれば，同じ効果が得られるはずである。

　さて「強化積極療法」が精神病の治療の望みを増しうるかという問いがよく投げかけられる。増しうるとはもちろん私からは主張しない。しかし本療法の作用により，疑いなく患者の全人格（身体的および精神的）が多くの点でずっと良好な条件下におかれるので，体の病的障害に対する抵抗力も保たれる望みがあろう。強化積極療法により患者の退院が増やされるか，また増やされるとしたらどの程度かは，今日数的にたしかめることは難しい。退院数は，今日においては以前にもまして患者自身の容態によってのほか，なお他の多くのものにより影響されるからである。

　最近非常に論議をよんだが，住居難，就職難，乱れた家庭および経済関係，しばしばまた親近者の冷淡のため，患者の容態からすれば退院を許されるのみならず，命ぜられてすらいる多くの者ができなくなっている。将

第3章 考察と結論

来，一層自由な形の世話，すなわち家庭看護や福祉機関により，このようなよくなった患者の病院での世話がずっと軽減されることが望まれる。

多くの点で精神病は脊髄癆と似ており，中枢神経系の器質構成で一度破壊されたものはいかなる治療法によっても回復はできないが，残存するものを習練治療することで，なお非常に多くのことがなされる。他のまだ壊されていない脳の部分の助けをかりて調整のみならず，その力や耐久性もよくされる。患者の作業能は，少なくとも現存する器質的障害下で可能なかぎり回復される。重要なことは，自由な生存の闘いにはもはや十分でない精神病患者の9割の者が，その残存する力でなおずっとよくなることである。積極療法によって，あまり積極的でない，すなわち本質的に「放任主義」による治療を受けていた者のそれとは比較にならない，よい生活条件下で生活しうるようになるということである。

1年間の事故

すべて人の営みの不完全なることは達せられた環境改善でも明らかとなる。1年間に起こった喜ばしくない出来事を日誌からまとめると相当以上ある。1927年7月1日から1928年6月30日までのまとめを次にあげるが，長くならぬよう女子についてのもののみとする。患者数はこの期間に436名から505名に増した。

脱走：11名（4名は開放病棟ならびに開放作業場から，5名は閉鎖病棟から，2名が教会ならびに作業場に行く途中）。

自殺（縊死）：2名ともに退院を前にし，それを喜んでいるかに見えた。その1例では家庭関係のことに突然不安を覚えたのが決定的役目を演じた。

自傷：1名の緊張病者は木靴で自分の頭を叩き出血。1名の精神遅滞者は油罐の筒先を嚥下。1名の精神遅滞者は窓ガラスを壊し自傷。3名の女子が（男の子のように）頭髪を切り落とした。

看護者に暴行：2件。1件は眼鏡破壊，1件は白衣引裂き。

他の患者に暴行：5件。1件は倒れ大腿骨折，1件は目の黒じみ，3件は小負傷

事故：16件。うち12件は卒倒による小負傷，3件はてんかん発作時の小負傷，1件はガラス破片による小負傷。

窓ガラス破壊：35件。

衣類，夜具引裂き：43件。

その他の破損：19件。うち2件電球，1件電灯，4件皿，1件茶碗，1件電気のスイッチ，1件寒暖計，1件花瓶，1件画，1件音の悪いレコード（それを憤って緊張病患者が床に投げつけた），1件偽歯（憤って床に投げた），1件寝台毀損，2件戸毀損，1件悪意で新聞を引き裂く。

男子では人身暴行がこれより若干多いが，これに反し窓ガラス破壊や衣類の引裂きはずっと少ない。

さらにずっと記している環境療法の月間統計から1928年7月（手許にある最近のもの）の次の数字だけ報告しておきたい。数字はすぐ比較されるようにするため100名当りに換算してある（1日当り）。

	男子	女子
やかましい，その他非社会的ふるまい	1.8	2.0
鎮静薬投与	1.7	1.7
隔　離	0.2	0.6
その平均時間	14分	20分
無　為	1.2	0.8
尿汚し	0.35	0.8
大便汚し	0.2	0.1

1921年来つくられている表によると，2,3年来の月間平均でこれらの数字の変動はごくわずかなものである。

この統計は患者の作業を増すことにより事故の数が増すということは全然ないことを示しており，他の病院の所見とも一致する。（比較的稀な）自殺が作業と関係すること等全くなかった。

第3章　考察と結論

＜病像の構成要素＞

　強化積極療法の成績は，私たちの精神病の精神的病像の見方を新しくさせる。病気前の性格が一連の「二次的」現象とともにそれに関係していることは，ずっと以前から教科書（クレペリン Kraepelin，ブロイラー Bleuler 等）の中に強調されている。しかし，おそらく新たに得られた経験は，病像の構成要素への分解をさらに明確にし，基本疾患そのものをその本質でない付随的なものから切り離すのに寄与するであろう。これらの構成要素として取りあげられるものには，次のようなものがあろう。

　A．病気の始まる前の性格。さらにこれをつくりあげたものは
　　1．遺伝素質および
　　2．この素質に誕生以来働いてきた環境の作用の総和，それに加え
　B．なんらかの原因による脳の障害。それが直接精神の働きを損ない，刺激，抑制，麻痺，破壊的に作用する。
　C．AとBとの遭遇時の個人的反応。これは個人的に非常に異なりうる。もっとも簡単に実験できる中毒性精神病における酩酊の大きな個人差を想起してもらいたい。この同一障害物に対する反応の相異をすべての中毒性疾患で考慮しなければならない。
　D．次いで病的に損なわれている性格と環境との相互作用から二次的に生成する現象。

＜非社会的な性状は脳疾患の現われではない＞

　まさに多くの患者の一番目につき一番非社会的な性状は，脳疾患の本来の現われの中には入らない。そのようなものとして最後に残るものは，2，3の（多くは一過性の）刺激現象（不眠，不穏，運動欲，興奮，思考奔逸，単純錯覚）であり，そのほかには，ただ生命力そのものの障害だけである。この生命力には，反応性と活性，注意力，および種々の出来事の間のつながりを見つける能力も入る。そしてたとえば統合失調症の経過ですべての他の付随物を除き得たら，後に残るものは（しばしば全く悲しげ

な）この悲惨な病気の裸像で，それはすべての力，能力の低下，鈍麻，ついには自分で自分のこともやれなくなる姿である。この沈下がいかにしばしば衝動的に激しい興奮現象をもって進み，他の場合には忍びよるように漸進し，次いで持続的または一過性停止が起こるかは周知のことである。生物学的関係をはっきりすれば，この悲惨な障害はまず第一にもっとも高度，もっとも難しい（そしてまた発育的にも最後に得られ，そしてそれほど固く固定されていない）能力を侵すことは驚くに当たらない。その能力とは，自分の考えおよび自分の性格を，自分のまわりからきた経験の総和として意識し論理的に編成する能力である。障害がさらに重く長く続くと生物学的にこれより古く，一層固く固定されている能力および「道筋」が侵されるようになる。

　この病気の器質的進展そのものを止めることはまだできない。私たちの脳髄をかくも悲惨に損なう代謝障害がどうして起こるのか，どうしたら除かれるかを私たちに教えてくれ，すなわち私たちに「偉大なる原因療法」を贈ってくれるのは，現在のところ世紀の大精神科医の出現を待つしかない。私たちの今日の対症療法で攻撃できる点は，病像の残りの3つの構成要素だけであるが，それが無力でないことは私たちの経験が証明している。

＜目標は退院である＞

　私たちの理想の目標は，患者が完治して退院することである。しかし実際の到達可能な目標は，各患者を残存する能力を基としてできるだけ独立の生活ができるようにしてやり，医師や施設の手から離れられるようにすることである。大きな施設をもった病院は，できるだけ多くの患者にとっての1つの学校，より自由な境遇への中継所たるべきである。私たちの努力していることは「早期退院」，家庭看護，外来アフターケアの努力と相反するものでなく，逆にこれらすべての形のケアへの必須の準備にほかならない。より自由な，より大きな自己責任と結ばれている境遇を耐えうる患者は，すべてその境遇に移されるべきである。その移動は私たちの原則の当然の成り行きにすぎないのである。

第3章　考察と結論

病院作業と家庭看護

　病院での治療が積極的なほど，多くの患者が自由な治療の形に向かわされる。ブッフェ Bufe[1] が家庭看護について言っていることにはそのまま同意できるが，病院の経営のため，患者を家庭看護に解放するために作業患者を健康な勤労者で入れ換えることを推奨している点では賛同しかねる。家庭看護と病院の間で両者に適する患者をとりあうということはあり得ない。ブッフェ氏が最近50名の婦人のうち10名だけがなにかやっている料理場を見たというのならば，少なくともその料理場では積極療法は行なわれていないといえる。私たちの病院の料理場に限らず，そこで従業している40〜50名の患者のうち1名か2名でもなにもしていないということは稀であり，多くの他の病院からもこの割合を目標としていることが報ぜられている。家庭看護の難点が漸次解消されることは懸案であるが，それが解消されれば料理場やそれに類する仕事場で習った患者は，皆家庭看護に向けられるであろう。そして半年のうちに50名が外に出て行けば，すぐまた50名の他の者が仕事場に入り込むことができるのである。病院のベッド数が1,000であれば，そのほかにどれだけ家庭看護に行っているかにかかわらず，常に1,000名の収容患者が作業につかせられねばならない。大病院の1,000〜1,500名の患者を規則的に作業させようとすれば，患者のできる仕事であればなんでも結構とすべきで，1個所ででも患者を健康者または機械で置き換えるのは不合理であろう。

＜病院業務と院内作業＞

　強化積極療法のやりくりについて，ごくざっと述べる。医師の第一の規範は常に患者の福祉である。しかしすべての医師，ことに病院勤務医師は同時に社会の一員であり，社会の一員として決して忘れてならないことは，患者の福祉はなるべく社会の負担にならないようなやり方で努められるべきであるということである。そこで患者の作業を高めることにより，精神病者治療の公的負担を減らすことが望まれた。事実この望みは，わが病院企業が自由職人組合，自由労働団体を全然顧慮せずに展開でき，わが「商

品生産」がもっぱら患者の能力に応じてやれたら（若干慎ましい程度にだが）充たされるであろう。しかしこの点病院は，刑務所，その他多くの施設（盲者，身体障害者等の）と相似た状況にあり，そこでも収容者の作業は当人たちの火急の関心事であるが，その作業の所産については誰もかかわりたがらない。大きな施設でつくりだされるものの程度では，優良な，価値の高い製品（上等のバスケット，高級織物，刺繍，玩具）は全く「実現不能」である。院長，医師，職員が強化積極療法に全力を注ぎ，それに応じ成果をあげているある外国の大病院で，私は倉庫に最上，最高級の製品の山を見た。数千マルクもの値段がつけられていたが，どこにも「売り込」めず，病院の勤務者や友人がたまにそれこれを買うだけであった。そしてその病院は，この生産からも患者の精神的向上からも，もっとも貴重で模範的なこの仕事を，全く止めてしまわないまでも縮小しようとしていた。工業界での表現をかりれば「在庫を増やし続ける」わけにはいかないからである。患者を病院自体の仕事に使えないかぎり，私たちに残されているものは，種々の機械工業に対する収益のきわめて悪い競争で，これでは経済的にはじめから大した期待はできない。多くの作業では（精神的肉体的に遅滞な）患者の1日の「稼ぎ」は3～4ペニッヒであるが，それでも患者がこれらの仕事を得ることを喜ばねばならない。

しかし病院自体の仕事で患者の果たすものはきわめて価値あるものである。この価値は金額では容易に表現されない。来る年も来る年も患者が作業にする病院のクリーニングへの貢献だけでも想起してもらいたい。私は新設病院でこの貢献をともに体験したが，いずれにおいても経常収益は徐々に50～80％にものぼった。患者の作業だけでつくりあげられた私たちの新病院の大きな庭園や庭の価値も，金額では全く見積もることはできない。的確に選択すれば，高い月給をとる職員の代わりに病院内のたくさんの役職が患者によって務められる。それはいずれの病院も，以前からよく知っており実行していることである。「強化積極」療法はただこの方向に「さらに多く」の成果をもたらしうるものである。

しかし「強化積極療法」により看護者の数を著しく削減しうるとは思わない。持続浴や昼間看視室の仕事はほとんど全く失くなるので，こちらで

は勤務者数がずっと節減されるが，他方，作業個所が増加し，デイルームでの仕事がさらに増えるので，以前より多くの人員が必要となる。私たちの経験では，この両者はだいたい平均される。

＜経費の節減＞

患者の「破壊癖」がほとんど失くなることにより，大幅な経費節減が得られることは確かである。1927～1928年の間に私たちのところの男子患者側で151頁の女子患者の一覧で報じたのと同程度の毀損しか行なわれなかったとすれば，病院全体の年間修理費はほとんど200マルクを超えず，これは以前の修理費と比較にならない。また持続浴のための夜間勤務が全くなくなるため，著しい経費の削減が得られる。薬の使用量の減少も同じように経費を減少させる。

しかしとくに大きな節約は，病院の建造，施設で得られる。それはずっと平穏となり暴行がなくなるので，頑丈な戸，窓，家具等特別の設備がほとんどなくて済まされるからである。またもっとも不穏の患者の観察病棟は，ワールシュタイン（1903～1905）でも騒音の伝わるのを避けるため平屋建てとしたが，今日では平気で2～3階建てとすることができ，これは建築費を著しく安くする。入居者の頭数割りの部屋の大きさは，入居者が全く穏やかなためずっと減らされ，「狂躁病棟」でも今日では建築法で許される最小限度近くにしても窮屈とはならない。なお既存の予測される不穏を顧慮した基準により造られた病棟ならば，私たちのところでは50％増しまで平気で入れられ，それでも居心地はよい。

今日では私は，重症患者用の観察病棟の建造には，頭当たり居間を2.3～2.5 m²，寝室を5 m²（以前はそれぞれ3.5 m²と少なくとも6 m²）とし，1区画40名の患者（以前は24名）収容とし計算している。穏やかな患者の自由病棟では，この数字はデイルーム2.0 m²，寝室4.5 m²，収容患者数50～55名（以前はそれぞれ2.8および5.0 m²，収容患者30名）に下げる。建造に多く携わった者ならば，この変化が大病院の建造費にとりなにを意味するかわかるはずである。

2 結　論

＜私の回顧＞

　これまで述べてきたように，患者をできるだけ早く再び独自の自由な境遇において治療の形式ができるようにし，金のかかる入院治療から家庭看護または外来治療による看護下での完全独立をもたらすのが強化積極療法の目的であるということは，結局それは精神病者看護費を安くするということになる。

　したがって，病院の治療を「強化積極的」に構成しようとする努力が，全ドイツ，また外国の病院看護にも高度におよぼした反響に，話は進展する。この努力の関係上，しばしば私の名前が出てくるので，ここで簡略に自分の既往を回顧することを許していただきたい。

　1923年にドイツ精神科連合の会議のためイエナに行ったとき，会議上の席で私が著作家または雄弁家の中に列してこれまでしてきたことを語り，ギュータースロー病院やそこで私たちがやっていることが活発な臨床討論の対象になるとは夢想だにしなかった。それまでの私の生涯は観察－考察－行動の3つ組，あまりきつくしてはないが業務の日々の割当てを果たすことに費やされ，書いたり話したりすることは，これまでの活動の中で習慣づけられていなかった。印刷はグーテンブルグ Gutenberg（印刷発明者－註訳者）には罪はないが，それが文明人に実際におよぼす影響からすると，悪魔が人間にしたもっとも災厄をおよぼす贈り物と私は解する。

　20年に近い年月，私たち[1]はワールステインおよびギュータースローで，すぐれた基礎（ディトマル Dittmar の下のザールゲミュント，バッケンケーラー Backenköhler 下の アプラーベック，シェファー Schäfer の下のレンゲリヒの病院）から出発し，きわめて徐々に病院での治療法を一層積極的なやり方に切り換えていき，その際得られた経験を私たちに託されて

---

1) 複数にしたのは私のそのときどきの協力者を含む。

第3章　考察と結論

いる患者の福祉のために生かしてきた。私たちの活動をとりあげ云々ものは誰もいなかった。ところがイエナでの病院長特別会議の席上，病院経営についてのテーマでの論議で，私は患者のために相反して，諸々の病院で一般に行なわれている臥床療法に関し口を滑らし，多少思いきった発言をしてしまったのであった。

＜私の発言と討論＞

このなじみの慣習や考えへの攻撃に対し防衛するのは出席者の当然の権利であるが，引き続いて起こった活発な討論が個人的な攻撃を混じえなかったのは，同席の同僚ナイサーの冷静，合理的で協調性のある態度のおかげで，今でも私はこれを感謝している。私には「主よ，我罪を犯せり」の告白のお祈りを捧げるか，自説をあくまで主張するかのいずれかしかなかった。第一の行き方は私にはできず，第二の行き方があるのみであった。相当長い即席講演で，少なくとも私が現在行なっている仕事の根本思想の眼目を，会議の出席者たちの前で申し述べる機会が与えられた。

このようななりゆきから，ドイツ精神科連合にも報告することが必要となった。それは1924年，インスブルックで行なった。そのときの非常に長時間にわたった討論は実際的で丁重なものであったが，出版発行されたその報告[1]は，実際の活況を中くらいにしか印象づけ得ないものだった。そのときの基調にあったものを一言で言えば，「その中でよいものは新しいものではない。新しいものはよくない」という空気であった。ただ一人全面的に私を支持したのはアルトシェルビッツ Altscherbitz のブラウネ Braune で，彼がギュータースローを実見し知っていた唯一の討論者であった。彼はイエナでの報告のことで2，3日ギュータースローに滞在したのである。しかしまさにこの激しい討論が，この問題全体を動かし始めた。数百名の専門医，その中には年輩の指導的立場にある者がいたが，彼らが「強化積極療法」がよくよくどんなものか自分で追試したのである。そし

---

1) Allg．Zeitschrift f. Psych., 81 巻，425 頁。

てこれを対象としてたくさんの文献がだされた。

　自分のしでかしたことを自身まのあたりしたとき，私はよく言ったものである。"si tacuisses，philosophus mansisses"（黙すれば哲学者で過ごされる）。なぜなら私は永遠に狩り立てられた男になり果て，際限なく追われ続け，一番手近な仕事，自分の病院のことに堪能するだけ没頭することもできないからである。しかしながら，興味をもちながらも批判的に考える専門家との熱心な話しあいに過ごした長い時間，またこれらの対談がもたらした思索への刺激は，私自身を人間的また職業的にも大きく豊かにしてくれたと思う。私の人生の決算を考えるに当たってもそれを失いたくはないし，これらの訪問から育った多くの貴重な人たち（それはドイツ人とともに外国人もいる）との永続的な個人的ないしは親友としての交際は言うまでもなく大切なものである。

＜考えの正しさ＞

　これらの多くの訪問者たち，私の提議に関心をもってくれた同僚たちに，この論文は捧げるものである。いろいろ話題に上り書かれたギュータースロー自体からも，ここで行なわれている治療法の根底にある考えを公表することが必要となった。それはその考えが新しいか古いか，私たち以前にすでに他の者が同様または全く同一のことを考え実行したか否かに全く関係なく，いま私たちの行動の根底をなすものである。ここで申し述べる考えのいずれのものについても，それが私の独創であるとか，「優先権」を主張するものではない。私が全く理解できないのは，大いなる活躍の実績のある者が，あれこれの考えを誰が最初にもったのかとか，誰がその考えを最初に発表したのかにつき公式に争うということである。真理の探究，とくに患者のための最良の治療法の探究では，誰が最初に考えついたかは問題でなく，その考えが正しいか，真理に一歩近づけるものであるか否かのみが問題であると私には思われる。思索者たちが，職業上同一の使命の前に立たされたならば常に同じ観察をすべく，彼らの考えもまた同じ結論に導かれるであろう。

第3章　考察と結論

　ヒポクラテス Hippokrates，ガレノス Galenus，プラトン Platon，孔子から，カント Kant，フーフェランド Hufeland，ピネル Pinel，コノリー Conolly を越え，クレペリン Kraepelin，ブロイラー Bleuler にいたるまで，それぞれの時代それぞれの思索に，精神のもっとも重要な問題についての近縁の考えが見られたなら，まさにその一致した考えこそ真理に近いものだと結論して間違いない。けだし真理は，唯一，不変，永久で，場所と時代を超越しているからである。多様で流行の変化に支配されるのは，間違ったものだけである。したがって私たちにあびせられた，私たちの考えとやり方の多くのもの，おそらく大部分は全然新しいものでないという意味の批判は，私たちが正しい道をたどっているという喜ぶべき証明にほかならない。最近130年来の精神病学，生物学の文献に通暁する者があれば，おそらく私たちのやりかたについて，私が知らない多くのことを教えてくれるであろう。いろいろなことで頭を悩まさねばならぬ病院長にとっては，年々の専門文献の中の些細で重要な記述を1つ2つでも見逃さないようにしようとすれば大変な苦労となるが，文献を読み，近い考えを見いだすごとに，私は本当に喜びを感ずるのである。

＜チューリヒ Zürich 学派＞

　「強化積極療法」の関連で，これまでチューリヒ学派，とくにブロイラーおよびクレージ Kläsi の名前を逸したことは，私の手落ちであった。この学派が近縁の考えをもっていることは，ずっと以前から私にはわかっており，この問題についてよく行なわれる討論で，私もしばしば言及した。私が指摘するのは「二次性症状」の精神病の病像からの区分のことで，チューリヒもはっきり要求している精神病者の責任の強化であり，彼らの主張する統合失調症患者の早期退院もこれと密接に関係している。
　しかし結局のところ，私たちの考えというものは，すべて私たち自身と周囲との相互作用の所産に過ぎないのではないか。私たちの考えの内容の個々のものがどこに発するものにせよ，その考え方全体の基礎を私たちに与えたものは，大学を含めた学校全体である。そこで私が言及を忘れてな

らない者が二人ある。おそらくこの二人が，最近の精神科学の文献全部を一緒にしたより以上に本論文に述べた心理的生物学的問題に対する態度に影響している。それは「生理的心理学」ならびに「意志の自由について」という講演で知った哲学者テオバルド・ジーグラー Theobald Ziegler とヴィンデルバンド Wilh. Windelband である。当時（1890）心理学は，わかりよいドイツ語を用いていて，とくにヴィンデルバンドの明晰な思考過程は，彼の古典的でシンプルな表現のしかたにより今日でも損なわれていないと，私には思われる[1]。

＜強化積極療法の価値＞

　科学的臨床的知識も，その専門文献としての記録も，それだけでは実際の患者の治療のためには役立たない。これらの知識から，すべての者の共有財産となり定着したものが役に立つのであり，それも治療に当る者がすべて常にそれを頭におき，それにより措置を行なうときに役立つのみである。そして治療法の提案が価値あるものとされるには，個々の病院の一定の局所的，人的条件下でのみ実証されるだけではいけない。その真の価値は，他の医師，他の病院での経験ではじめて示されるのである。

　ドイツの大部分の病院，また多数の外国の病院でも，近年患者の治療に，以前より「大なる活動」が訪れた。その結果を多くの病院が専門誌に報告しており[2]，他の多くの病院からの手紙や口頭での知らせが私に届いた。2，3ヵ月前，当所に学習のため医師を派遣してきた全部の病院にアンケートをしておいたところ，全部で 76,000 名の患者を収容していることになる 77 のドイツの病院と 7 のオランダの病院から，回答が書き込まれ返

---

1) 講義でとった速記ノートの写しが，長年私の教科書の役を務めていた。つい 2，3ヵ月前，この講演シリーズが書物として（W. Windelband："Über Willensfreiheit"，Tubingen, Mohr）出ていることを知った。
2) Thumm が関係文献を編集している（Allg. Z. f. Ps., 89 巻，154 頁以降）。これより新しい報告でなお紹介したいのは Van der Scheer (Z. f. Ps. Hyg. 1 巻，161 頁以降）。

第3章　考察と結論

ってきた。この資料の評価は，まもなく行なわれるはずである。しかし現時点ですでに概観されることは，「大なる活動」は，主として今まで行なわれてきた臥床療法を制限する代わりに行なわせる規則的作業として現われてきたということである。この別のやり方への「転換」("Umstellung")の成功の程度，およびその速さはいろいろ異なっている（"Umstellung"という表現は私がはじめて使いだしたものではない）が，ほとんど例外なしに良好な成果が，病院全体の有様および個々の患者の状態のうえで得られ，評価されている。いずれも口をあわせて全く同様の良好な作用が強調されており，それは前世紀初頭の報告にもすでに見られているが，その後アルトシェルビッツからも報ぜられている。すなわち患者の内的および外的落ち着きの増大，愚鈍さ，衒奇，常同の後退，患者の態度のはつらつさ，整い，暴行の消失である。東プロシア，ポムメルン，バーデン，オベルバイエルン，ラインプファルツ，オランダ，ザクセン，フランケン，ヘッセン，ノルウェー，シュレースヴィヒ，その他種々のところからこの一致した報告が出ている以上，「ギュータースローでの顕著な静穏と秩序」はウエストファーレンの州民の性質が穏やかなためとか，病院の構造がよいためとか，ことさら落ち着いてちゃんとした患者を選り抜いた可能性があるなどとはもはや言われないであろう。これには治療法の変更そのものが関係あるはずである。

　達せられた成果について多くの報告が使っている表現は一部非常に強く，ある病院は「電撃的転換」とか「それにより達せられた突然のまるでお伽話のような効果」等と言っている。かような迅速かつ計画的に得られた成果というものは，そのこと自体，私たちがここで20年くらいかけて同じものを得たことより，ずっと高く評価されるべきものであると考える。

　もう1つ種々の報告全般にわたり感じられるもの，それはこの転換において個人的因子が大きな意味をもっていることである。それは公表された発表より，むしろ個人的な音信，口頭の報告に明らかに認められる。転換の顕著な成果が速やかに認められたところ，それはどこも所長から看護者にいたるまでのすべての関係者の，一致した確信をもっての力強い協力の賜物であった。

＜精神療法の困難性＞

　病院の医師にとり，大きな成果を目指す精神療法のもたらす課題は非常に大きいので，すべての関係者が全力を投入し，協調するときのみ実現されるのである。内部の抵抗や摩擦は，目的に向かう力の一部を相互の摩擦と抑制に無駄に摩滅してしまう。

　正しいと認めたことを自分で直接実行に移すのは比較的たやすい。大きな困難の始まるのは，正しいと認めたことを他の者にまかせ，効果的な協力を得なければならなくなる時点である。この場合にはしばしば限られた理解能力，活動性，適応能力と戦わねばならぬのみならず，内外の抵抗とも戦わねばならない。精神科医も（そしてそれは若い精神科医だけでなく），内的からの抵抗に対し平気なわけではない。さらに困難とされるのは，私たちが他の者にとってあまり快的でない仕事のしかたの強化や，作業を増やすことを要求しなければならないときであり，以前多くの病院で一般に行なわれていた気楽なやり方，すなわち一定の（可及的に短い）勤務時間を済まし，「嫌な責務」もどうやら良心的に果たすに止め，自分の仕事を成功させるために責任をもって全力注入するとは程遠いやり方の放棄を要求せねばならなくなるときである。

　精神療法で人間の狂った心の生活を真に導き，再びしっかりした道に立ち返らせようと思うなら，自分に託された患者に始終心を配っておらねばならず，「定期の院長回診」の半分を同僚の誰彼かまわずやらせることはできないであろう。昔のようなやり方では，「勤務」は果たさせても精神療法の課題は果たされない。「積極療法」を行なう医師は，今日多くの病院で行なわれているより遥かに精力的に活動し，終日「自分の病棟に屯し」，その病棟の魂となってすべてを観察し，忠言し，助けてやり，築きあげ，必要に応じ危害を防ぎ，矯正しなければならない。

＜精神療法に大切なのは人である＞

　すべて精神療法に重要なのは人である。成功の報告はこのことと著明

に一致する。それは精神病者の鎖からの解放と作業療法の計画的実施（ピネル）であれ，no-restraint（無拘束）の断固たる実行（コノリー）であれ，「部落看護」（ペーツ）であれ，臥床療法（ナイサーその他）であれ同じである。今日と同様，いつの時代でも個々の病院での精神医学の行なわれ方には大差があったのであり，実際の診療には医師の本質が常に現われていた。すぐれた経験というものは，常に評判のよい精神科医から報告されているのである。それは従来の精神病治療に欠けたもののあったことを真正面から認め，外から入ってきた提案を活発に取りあげ，それに力強く勝利を勝ち取らせた，まさしく「一層積極的」な人たちであったのである。ペーツの歴史的抄録からすでに容易に認められることは，いかに多くの他の病院，おそらく大部分の病院がこれらの提案に対し煮え切らない態度をとっていたかということであり，彼らには一層高い目的到達のため必要な個人的な力が欠けていた。活気と活力はすべての進歩の基礎であり，のみならずすでに到達しているものの維持のすべての不変の基礎をなす。そして個々の人物の感化で士気の高揚した病院も，その人物がいなくなると多くのものがまた低下してしまい得る。それは精神医学に限ったことではない（フリードリッヒ大王，ビスマルクを見よ）。しかし強い人物も，その同僚職員からの支持がなければ，それを成功させることはできない。想起されるのはシーグブルグ Siegburg のヤコビ Jakobi と彼の医長ビルド Bird の間の，作業療法に関しての悲しむべき意見の衝突である。

＜病院長の責務＞

「強化積極療法」は，ほとんどすべてのドイツの経営当局者，また多くの外国の当局者に非常な関心を招き，その結果は，ほとんどすべてのドイツの地方や州また都市の委員会，行政，厚生，土木当局の役人の多くの訪問となって現われた。とくに地方長官およびドイツ精神病院部局の会議が，ここで開かれた。これらの当局の関心がまた誘因となり，数百名の精神病院勤務医師が旅費を支給され，研修のためギュータースローに滞在するようになった。

私は機会のあるごとに，病院治療のすべての問題で成功をもたらすものは人であり，とくに治療の基本方針の変更は上からの司令や指導では決して達成されるものではなく，病院の院長および医師本人の自覚から湧き出た力の発揮によってのみ達せられることを指摘してきた。将来病院がいかに発展していくか，「強化積極的」治療の方向へか，あるいは気楽な放任主義への方向へかは，今日きわめて重要な私たちの後継者たるべき者の問題解決と密接に関係するであろう。

　しかし管理当局や病院長が病院で実際に達しうることは，常に入手でき，自ら提供される活力に比例し，克服しなければならない果たすべき課題，物的，とくに人的抵抗に逆比例する。到達できるものを到達すべく努力する者のみが満足を勝ち取りうる。「到達し得ない理想に向かって努力する者のみが可能なるものに到達しうる」と言ったほうがよいであろうか。

　さて積極療法実施の場合，きわめて重要な職務は看護者の負うものである。この職務は，以前一般に行なわれていた待機的な治療方式よりはるかに高度の職員の注意，誠実なる勤務，慎重さ，明敏さ，分別，また英知を必要とすることは無論である。医師自身は短時間しか一人ひとりの患者の世話はできず，1日の大部分の治療の仕事は医師の指示で看護者により行なわれる。そしてこの看護者に，患者のたどる精神的歩みは高度に関係する。精神療法では，その前の数週間を費やして犠牲的作業を行なってやっと到達したことを，下手でものわかりの悪い看護者が数日で全部だめにしてしまうことがありうる。その才能，明敏さ，注意力の点でこの高度の職務に適格であるのはごく一部の看護者であり，とくに男性の看護者がなお理解不十分なことが多い。看護者自身が明敏さを欠いていたら，これを患者に伝達することはできない。患者の心の生活につきなんの知識ももっていない者は，これを計画的に健全なる方向に押し進めることはできない。この点，医師の不断の指示と精神的協力により，多くの欠陥を補うことができる。

　一般に看護者は，上の院長や医師から吹き込まれる精神を息づくものであろう。しかし高次の義務や行為は，もともと「自由」に対抗するものである。精神の下のものへの伝達では，意図する高次のものは必然的にい

ろいろのものが失われるであろう。それゆえ満足できる成功を収めるには，より大きな生気，刺激，促進が，医師またそれ以上に院長から病棟に流れ込んでいかねばならない。

＜看護者の人となり＞

看護者の能力の向上は火急に必要なものであるが，教育を増強するのみで得られるものではなく，配置を慎重に行ない，不適当な者を見習いの期間中に除外することによってのみ達せられる。しかし知能と活気のほかに，性格の基本的ありかたが問題である。もっとも有望な看護者は，教育時になんでもすぐ覚え，口と筆が達者な者ではなくて，生来の誠実さをもって自分の職業と義務に携わり，他のことをいつも考えているようなことなく，いつでも信頼してまかせておける者であるからである。

強化積極療法を採用した大部分の病院ではっきり指摘されていることは，全体として看護者が非常に有力な働きをすることである。患者の平静，秩序，安楽，暴行場面の消失，友好的なふるまいが，業務を多くの点で以前よりずっと快適にすることを自分で経験して知っている看護者はとくに非常に力になるということである。

「強化積極」療法に参加すると業務も増え，またそれとともに苦労と人手の必要も増すが，その代わり成功の可能性がずっと大きくなる。人の値打ちはその人の業績でわかるというのが真実であれば，業務活動の積極強化は精神科医の権威および自信を高めるものであろう。

この数十年の私自身の体験を概観すると，全般的な仕事への態度が非常に変わったように思う。あのやるせない，気の滅入る虚無感は，あまりにも多くの，重い，嫌悪すべき疾病状態に対する無力さから必然的に生じたものであるが，それが失くなって，その代わりに以前みられなかった自分たちの医術への信頼が生まれてきた。（脳の疾病そのものは依然存続していても）患者から生ずるものは，大部分私たちの所産であり，私たちが自身の力で，もっとも重症の病的精神状態をある程度確実に征服しうることを今や知ったのである。それから生ずる職務の増大も障害ではない。

そして，精神科医が決して忘れてはならないことは，他のいかなる種類の患者も，精神病院の精神病者ほど医師の手ひとつに任されているものはないということである。他の科の患者ならば治療とその効果を自分でたどれ，不満ならば他の医者のところに行くことができる。精神科医は，患者に欠けている独自の整った思考と意欲を，自分の判断で直してやらねばならぬだけでなく，他のいかなる医師とも異なり，閉ざされた施設の中で患者に作用する環境因子を規定し，患者がこの医師の指導による環境から逃れないようにする権力をもっている。そしてこの増大された職務上でもまた，その人柄の重要性が影響するのである。

＜結び＞

　ときおり「ギュータースロー方式」などという言葉が使われ，または「強化積極療法」が私の名前と直結されてしまっている。しかし，そんなものは２つともないのであり，あり得ないことである。すべて治療においては「方式」なるものは骨化し，硬直して死んだものであり，常に有害なものである。精神療法が必要としているものは反対に，可動性，生々しさ，始終変わる各々の患者の必要への個別の順応，すなわちすべての方式からの解放なのである。いかなる人，いかなる時代に発するものであれ，かまわず，すべての治療上の可能性を引っ張ってくることが必要なのである。

　私たちがここに，患者の治療，とくに作業のために創りあげた技術的な組織はおそらく適切なものではあろうが，それは外側の枠でしかなく，形を変えてもきっと差し支えないものである。作業の治療効果を発見したと，現存の精神科医で自慢しうるものはあり得ない。

　そして「積極性」だが，これもなんら私の発見ではない。人間の歴史始まって以来，積極的な者は，なんでもなるがままにまかせがちの，のろまで受動的な者よりずっと多くのことを成し遂げ，勝ち取ってきた。このことについても思索者たちはずっと前から知っており，また繰り返し言ってきたことである。しかし得られた成果が示しているように，それをもう一度ここに繰り返し言うことは，精神病者の治療にとって明らかに必要な

ことであった。

　同僚の多くのものが，自分の治療のやり方をなにかに「転換」することを拒んだが，病院勤務医の中には決してそう少数でない，積極的で活気のある人物が常にいたのであり，彼らはまさにその積極性により，彼らの病院の患者治療を注目すべき高い水準に保ち，また患者の作業の固有の価値を認めたのである。私が見習時代を過ごした諸病院は，この点いかなる比較にも耐えるものであった。それにもかかわらず，私は徐々に，しかし明らかに転換を経験した。その転換の本質は，患者の作業の強化にあるのでなく，また薬の使用やすべての強制措置を減らすことでもなく，私自身の，精神病，精神病者に対する基本的見地そのものの変化にあった。

　それはまず第一に，患者の中に病的なもの，欠けたもの，失われたものを探すのでなく，なお残っている健康者の残余，患者のなお健全な力，能力を探し，この残余をさらに生存に必須のことにあわせ，患者に再び義務を負わせることにあった。義務といってもそれは私たちが随意につくりあげるものではなく，直接患者自身の生存の権利とその要求から生ずるものである。けだし人生はたえず自信を取得し，闘い取らない要求など理論上もち得ないからである。

　つまり転換の本質は，患者自身のために「気狂いはそのすることなすことに責任はない」という固定観念を断固として拒否することにある。自分の運命に対して自分で責任をもつことは，生物の有する最高の賜物（人間だけでない。まさに人間がすべての生物の中でもっともこの賜物を投げやりにし，自分に災いをもたらしているのである）であり，生存，力，能力はそのおかげである。自己の運命に責任を負うことは因果律，すなわち人力では除去することのできない因と果の，解きがたい関係の法則の発露にほかならない。

　この首尾一貫した定めこそ，私たちの窺い知ることのできない大きさ，調和，力で全宇宙を支配し，この塵のかけらである「地球」に生きるすべての人間，心の生活の健やかな者も，病んだ者も例外を許さない，永遠の理性，神の英知である。

索引

●事項●

あ
悪性の国民病　126
憐れみ　135
安静　113

い
医師
　医師の観察　111
　医師の勇気　144
意識　75
「異常なる良効」　145
意想散乱　78
遺伝　83
遺伝素質　152
遺伝的環境　83
田舎　81
因果律　168
院内作業　154

う
うつ（病）　39, 40, 41, 42, 43, 105

え
英知　145, 168
エネルギー　69
園芸　28, 29

お
黄金の橋　143
愚か者の解放　5
音楽　46

か
開放制 open-door system　5
開放病棟　139
外来治療　47, 157
快楽獲得　101

隔離　16, 100
　隔離の禁忌　105
　隔離の時間　102
隔離室　100
臥床安静　7
過少作業　25
臥床の犯罪性　148
臥床療法　5, 6, 9, 40, 112, 125, 158, 164
家族　90
活性の障害　124
家庭　80, 87, 52, 66-68, 78, 138, 149
　家庭の絆　80
家庭看護　47, 150, 153, 154
家内仕事　29
環境　58, 60
　環境の作用　51
　環境の論理的反応　61
環境形成　83
環境療法　53
看護者の手本　18
看護者の能力　166, 165
観察病棟　14, 19, 52, 131, 156
看視　131
看視病棟　7
患者
　患者の脅かし　115
　患者の権利　22
　患者の個性　41
　患者の上昇意識　144
　患者の努力志向　132
　患者の弱み　142, 143
　患者の論理　77
患者同士の虐待　55
感受性　58
感情の爆発　90, 91, 92, 87, 89, 103
間接（的）経験　64, 89
寛容　135

き
既往歴　81
軌道　65

169

索　引

気分転換　43
義務　73, 80, 87, 119, 126, 165, 168
記銘力　75
ギューターズロー方式　167
教育　62, 64
教育者　69
強化積極療法　148, 149, 155, 158, 160, 166, 165, 167
　強化積極療法の価値　161
狂躁病棟　53, 56, 57, 79, 88, 91, 94, 100, 104
共同生活　138
狂暴患者　15
教養　15
拒絶症　8, 15, 41, 69, 122-124
緊張病　122, 123
勤務医　154, 164, 168

く

鎖からの解放　164
訓戒　118
訓導　68

け

経営（的）利益／収益　35, 155
経費の節減　156
衒奇症　10, 13
建造費　156
現代的生活態度　81
賢明な親　62
権利　22, 72, 80, 87, 168

こ

公共の施設　42, 45
攻撃　71
交互作用　60, 81
好色的空想　8
拘束具　120
好訴パラノイア　130
荒廃状態　56
興奮の連鎖　54
告訴癖　21
誤結合　75
誇張された病像　120
子供　54, 59, 62-64, 66-73, 79-81, 138
　子供の気の変わりやすさ　68
　子供の教育　62

娯楽　45

さ

災害神経症　77
採算　50
最重症患者　24
作業　14, 39, 44, 51, 90, 91, 95, 96, 99, 111, 123, 125, 127, 130, 145, 151, 154, 155
　作業の恒常性　30
　作業の種類　18
　作業の所産　155
　作業の段階　26
作業共同体　26
作業拒否　16
作業隊　27, 30
作業度　12, 25
作業能力　26, 39
作業率　37
作業療法　11, 87, 92, 112, 125, 164
産褥　23
残存する力　125

し

自我達成欲　71, 99
色情　93
刺激の遮断　111
仕込　49
事故　150
思考　75
　思考の障害　126
　思考滅裂　127
自己教育　64
自己支配　89
自己制御　81
自己責任　17
自己調整　37
仕事　44
仕込み　137, 138
自己誘導　81
自制心　58
施設環境　51
自然（界）　59, 62, 81
持続睡眠療法　105, 106, 149
持続浴　6, 7
しつけ　59, 71, 122, 138
　しつけの重要性　79
　しつけのよい家庭　138

しつけの悪い子供　　59, 79
疾病の誇張　　121
実務的医師　　20
実力行使　　119, 122, 123
指導　　68
自費患者　　16
社会生活　　133
社会の負担　　154
自由　　139
習慣づけ　　67
従業員　　18
習熟　　65
重症患者治療の失敗　　144
自由治療　　139
就眠　　113
習練　　65, 133, 134
主観的容態　　42
順応性　　24
症候的 Symptomatisch　　147
情動　　129
小児の教育　　71
上流階級　　15, 34
食事　　56
私立の施設　　42
心因性要素　　121
人格　　81
人格形成　　74
神経質　　67
神経要素　　78
神経路の習練　　22
進行麻痺　　99

　　　　す

スコポラミン　　107, 123
ストルーベル・ペーター　　64

　　　　せ

性格　　84
性格発展の基礎　　66
生活習慣　　15
精神荒廃　　100
精神遅滞　　29
精神的
　　精神的成長　　24
　　精神的素質　　58
　　精神的退廃　　16
　　精神的能力　　26

精神病質（者）　　20, 55, 117
精神療法　　163
精神労働　　34
生存責任　　61
生存闘争　　61, 71
生存の権利　　168
生存負担　　47
性的欲求　　93
生物学的見地　　116
生命のエネルギー　　68, 71, 75, 81, 83,
　　89, 94, 101, 118, 125
責任感　　17
積極 Aktivität　　85
積極性　　167
積極療法　　87
　　積極療法の失敗　　105
説諭　　118, 119
善悪概念　　61
戦争神経症　　77
洗濯　　24
専門職　　18, 34

　　　　そ

躁うつ病　　40
躁的興奮　　112
早期教育　　79
早期退院　　47, 153
早朝回診　　31
躁病　　24

　　　　た

退院　　153
体系　　139
対症療法　　153
大なる活動　　162
脱（習）慣　　92, 136
短期隔離　　100

　　　　ち

中枢神経系　　65, 70
チューリッヒ学派　　160
長期隔離　　100, 101
調練　　137, 138
直接的経験　　64
治療
　　治療の基本原則　　21
　　治療の良心　　38

171

索　引

治療成果　39
治療体系　42
治療適応のジレンマ　113
鎮静剤　102, 105

て

抵抗　99
手紙　17, 21, 126, 127, 128, 140
　　手紙を書かせる　127
　　統合失調症患者の手紙　126
適応か死か　61
転換　162　168
　　転換の本質　168
天国と地獄　63

と

ドイツ精神科連合　158
統合失調症　14, 22, 24, 127, 148, 152
同性愛　94
闘争性向　130
動物的な　59
読書　142
都市　81
土地改良作業　48
整った環境　96

な

内的不穏　136
内部抵抗　163

に

肉体的能力　26
肉体労働　20, 34
二次性症状　160
二次的　79
　　二次的現象　152
　　二次的症状　90
　　二次的なもの　82
日誌　105
乳児　62
庭　139, 140

の

農（耕）作業　12, 48
能力の低下　153

は

廃品回収　50
破壊癖　156
曝露　120
発熱　113, 114
発病初期　9
破滅　61
パラノイア　130
反応様式　84

ひ

非個人的　137
　　非個人的作用　123
非社会的
　　非社会的患者　52
　　非社会的傾向　9, 10, 148
　　非社会的行為　116
　　　非社会的行為と医師の態度　116
　　　非社会的攻撃に対する防御　117
非社会的行動　37, 72, 138
　　非社会的習慣　95
　　非社会的症状　78, 152
　　非社会的精神病質者　59
ヒステリー　67, 98, 121
　　ヒステリーへの対処　120
病院環境　56, 92, 95
病院長　36, 163, 164, 165
病院治療　86
病院
　　病院の庇護　133
　　病院の病像　53
病的固定観念　30
病棟古参　29

ふ

不穏　136
不機嫌　95, 112, 105
無作法　79
普通患者　16
文明　81

へ

閉鎖病棟　19, 139
ベーテル施設　50

172

ほ

防衛　72
防止的環境療法　141
報酬　14, 16, 50
放任　139
法律　61, 63
本質と現象型　74

ま

麻痺作用のある薬物　106

む

無為　10, 25, 51
無拘束 no restraint　5, 6, 164
無拘束法　145
無力感　22

め

メランコリー　120

も

妄覚　130, 131
妄想　128, 129
モルヒネ　107

や

薬物治療　105

ゆ

誘導支持　133

よ

「よい患者」「悪い患者」　36
抑うつ状態　41

り

利他愛　119
利他的動機　63
倫理的水準　81

れ

練習　トレーニング　24
　　練習の意義　65

ろ

老人患者　97

老人性痴呆　38
労働階級　45
労働力　47
論理　60
　論理の一貫性　72
　論理の鎖　117
　論理の闘争　73
　論理的帰結　116

●人名●

アイフェルベルグ　39
ヴィンデルバンド　161
クレージ　149, 160
クレペリン　4, 11, 152
ケッペ　12
コーンスタム　65
コノリー　164
ジーグラー　160
シェレンベルグ　100
トゥム　106, 123
ナイサー　9, 125, 158, 164
バッケンケラー　23
ピネル　4, 11, 38, 164
ビリゲ　39
ブッフェ　154
ブラウネ　158
フリードリヒ・フォン・ボーデルシュヴィンク　135
ブロイラー　82, 152, 160
フロイント　63
ペッツ　11, 139, 145
ヤコビ　4
ライル　4
ラボワ　83
レーム　39

監修者紹介

秋元波留夫
<small>あきもとはるお</small>

- 1906 年　長野県長野市で生まれる。
- 1925 年　旧制松本高等学校卒業，東京帝国大学医学部入学。
- 1929 年　東京帝国大学医学部卒業，北海道帝国大学医学部精神医学教室助手。
- 1935 年　東京府立松沢病院医員，東京帝国大学医学部副手。
- 1937 年　東京帝国大学医学部講師，外来医長。
- 1941 年　金沢医科大学（現在金沢大学医学部）教授。
- 1958 年　東京大学医学部教授。
- 1966 年　東京大学退官，国立武蔵療養所（現在国立精神・神経センター）所長。
- 1977 年　国立武蔵療養所退職，名誉所長。
- 1979 年　東京都立松沢病院院長。
- 1983 年　東京都立松沢病院退職。
  金沢医科大学客員教授，金沢大学名誉教授　日本精神衛生会会長，日本精神保健政策研究会会長，日本てんかん協会監事，社会福祉法人ときわ会理事長，社会福祉法人あけぼの福祉会理事長，社会福祉法人きょうされん理事長，きょうされん（旧共同作業所全国連絡会）顧問　社会福祉法人新樹会理事を務める。
- 2007 年　4 月 25 日永眠。

著書・訳書

異常と正常（東京大学出版会，1971，復刊2000），作業療法の源流（金剛出版，1975），心の病気と現代（東京大学出版会，1976），精神医学と反精神医学（金剛出版，1976）真理の帯（創造出版，1978），心の医療（大月書店1980），失行症（東京大学出版会，1981），マルコム・レーダー著裁かれる精神医学（大木善和と共訳，創造出版1982），D.H.クラーク著精神医学と社会療法（北垣日出子と共訳，医学書院，1982），S.ブロック，P.レダウェイ著 政治と精神医学（加藤一夫，正垣親一と共訳，みすず書房，1983），てんかん学（山内俊雄と共編，岩崎学術出版，1984），未来のための回想（創造出版，1985），迷彩の道標（NOVA出版，1985），てんかん制圧への行動計画（秋元波留夫編，日本てんかん協会，1986），精神障害者の医療と人権（ぶどう社，1987），てんかん論集（ぶどう社，1989），神経精神医学（山口成良と共編，創造出版，1990，1998，2001），精神を病むということ（上田敏と共著，医学書院，1990），新作業療法の源流（冨岡詔子と共編，三輪書店，1991），精神障害者リハビリテーション（金原出版，1991），21世紀に向けてのメンタル・ヘルス（秋元波留夫編，日本精神衛生会，1991），精神医学逍遙（医学書院，1994），アンドリアセン，C.編，分裂病の最新研究（秋元波留夫監訳，藤元登四郎他訳，創造出版，1996），空想的嘘言者に蹂躙された日本（創造出版，1996），精神障害者のリハビリテーションと福祉（調一興，藤井克徳と共編，中央法規，1999），フロー‐ヘンリー著精神病理学と脳（秋元波留夫監訳，藤元登四郎訳，創造出版，1999），明るく生きるてんかん（萌文社，2000），ジャクソン著神経系の進化と解体（秋元波留夫訳，創造出版，2000），精神障害者の未来を拓くために（藤井克徳と共著，萌文社，2000），アルベルト・シュワイツァー著イエスの精神医学的研究－正しい理解のために（秋元波留夫訳，創造出版，2001），実践精神医学講義（日本文化科学社，2002），AUM科学的記録（創造出版，2002），新未来のための回想（創造出版，2002），アンリ・エー著精神医学とは何か（秋元波留夫監修，藤元登四郎他訳，創造出版，2002），神経心理学検査法（秋元波留夫監修，創造出版，2004），精神医学遍歴の旅路10の講演（創造出版，2004），刑事精神鑑定講義（創造出版，2004），99歳 精神科医の挑戦 好奇心と正義感（岩波書店，2005），アントン・デルブリュック空想虚言者（秋元波留夫訳，創造出版，2007）

創造古典選書　2

ヘルマン・ジモン
精神科作業療法講義

秋元波留夫　監修　栗秋　要・吉原　林・長谷川　保　訳

2007 年 5 月 25 日第 1 版第 1 刷発行

発行所　社会福祉法人新樹会　創造出版
理事長　山田禎一
〒 151-0053　東京都渋谷区代々木 1-37-4 長谷川ビル
電話 03-3299-7335　FAX 03-3299-7330
E-mail sozo9@gol.com　http//www.sozo-publishing.com
振替　00120-2-58108
印刷　社会福祉法人新樹会　創造印刷

乱丁・落丁本はお取り替えいたします。

新・創造古典選書

① アントン・デルブリュック
空想虚言者

秋元波留夫【訳】 ○A5判 148頁 3,360円

「麻原彰晃」の裁判をきっかけに，ばらばらな意味で勝手に用いられている「空想虚言」という言葉を，精神鑑定や精神医学的診断において用いるためにも，その内容を正確に把握し，きちんと再定義する必要があるのではないだろうか。この概念を唱えたデルブリュックオリジナル原著の邦訳，ついに出版！

…私は，オウム真理教の裁判において，松本智津夫という人物に，多くの若い男女がマインド・コントロールを受けてしまい犯行に及んだ事実を，科学的に証明し追及するうえで，このデルブリュックの原典における記述が大きな理解力と科学的正確さをもたらすであろうと思う。

〜加賀乙彦「空想虚言者」についてより〜

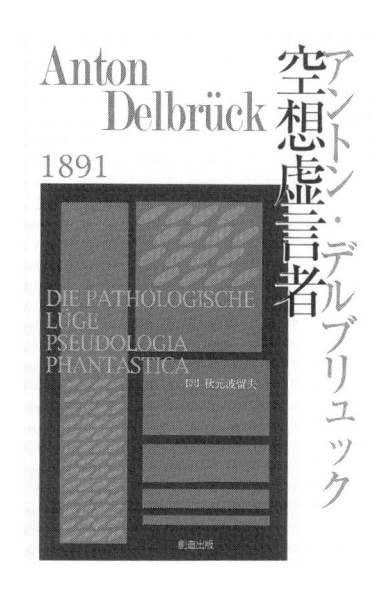